Expandiendo tu zona de confort

Para alcanzar tu mejor versión

Marina Evelin Estrada de Barrera

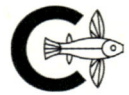

Expandiendo tu zona de confort
Para alcanzar tu mejor versión

Primera edición: 2024

ISBN: 9788410191051
ISBN eBook: 9788410191785

© del texto:
   Marina Evelin Estrada de Barrera

© del diseño de esta edición:
   Caligrama, 2024
   www.caligramaeditorial.com
   info@caligramaeditorial.com

Impreso en España – Printed in Spain

La dedicatoria mas importante a Dios que me ha amado con amor eterno y oyó mi clamor, y le he sentido muy de cerca en los momentos de prueba.

A mis hijos preciosos que quieren ampliar cada día su zona de confort y no se permiten estancar su crecimiento pues están comprometidos con su formación. Que nunca se conformaran con menos que alcanzar su mejor versión en la aviación, el futbol y la vida sin descuidar su relación personal con Dios.

A mi amado esposo Jose Nahum Barrera Monterroza que me ha apoyado y acompañado dándome luz y claridad en mis días de desesperación diciendo las palabras que endulzan mis oídos, siendo ese hombre que me brinda seguridad y amor incondicional.

Y una dedicatoria especial a mi increíble madre Francisca del Carmen Quijada Chávez a quien le amo con todo mi corazón, me hizo soñar en grande y se esforzó para que yo realizara mi sueño de ser médico, y me inspiro a ser esa mujer guerrera que va "A por todas"

Índice

Prólogo

Expandiendo tu zona de confort
para alcanzar tu mejor versión

Con el paso de los años nuestro conocimiento crece y se va consolidando acerca de quienes somos y para que nacimos, un sentido de la vida, y todo como un proceso de aprendizaje constante, abierto al crecimiento y a la mejora continua, proceso que nunca acabará. Luego de leer este precioso libro, escrito por una gran amiga mía, quien, desde el amor ha querido compartir con todos, lo que Dios le ha regalado, para así colaborar, ayudar a aquellas personas que, de alguna manera no encuentran una explicación, o una salida a la situación personal en que se encuentran, la doctora lo ha develado de forma concisa, precisa y práctica, paso a paso, de cómo a cada uno de nosotros también se nos ha dotado de todas las facultades, de parte nuestro Hacedor Dios, para que al conocerlas y saberlas implementar, seamos capaces de franquear cualquier obstáculo que, al parecer lo es físico, más bien lo es en nuestra mente subconsciente, pero que al terminar esta magistral lectura, lo llevas al consiente y te das cuenta del potencial que nos ha sido dado, regalado, como dijo un hombre sabio "Todo lo hizo hermoso en su tiempo; y ha puesto eternidad en el corazón de ellos, sin que alcance el hombre a entender la obra que ha hecho Dios desde el principio hasta el fin[1]". Este libro nos revela, nos da la comprensión de esas virtudes que han sido puestas en nuestro corazón, para que podamos mejorar nuestras vidas y alcanzar nuestras metas, nuestra mejor versión, de tal manera de procurar vivir plenamente el don de la vida. Espero que mientras leas, lo disfrutes tanto como yo lo hice.

Luis M. Galán

---

[1]   Eclesiastés 3:11

Agradezco a Dios por que lo he sentido cerca y sé que en esos momentos difíciles de mi vida el nunca me abandono, me siento privilegiada de permitirme entender muchas cosas de la vida.

La gran finalidad de este libro

Acompañarte en el reto de la vida, disfrutando el dolor de crecimiento, llevándote más allá de lo que tú te imaginabas, motivarte a que hagas esa última repetición que, de estar tú solo, a lo mejor no la harías. Y llevarte a expandir la rutina del piloto automático, mejorándolo para darte habilidades o superpoderes que te permitan estar cómodo en la incomodidad. ¡Para grandes sueños, grandes herramientas!

Querido lector:

Le estoy escribiendo a tu mejor versión, a lo que vas a ser capaz al leer este libro, te veo siendo una persona guerrera capaz de conocerse a sí misma y de reconocer las superhabilidades con las que Dios nos ha dotado y, de esa manera, actuar a pesar del miedo, no dejarse intimidar por el qué dirán y ser capaz de analizarse, conocerse, saber en qué punto está y hacia dónde quiere llegar para vivir cada día con un espíritu renovado y con buena actitud, capaz de aceptar y trazarse nuevos retos, que no le teme al dolor y que disfrute el proceso asociando el placer con el dolor que conlleva el crecimiento.

Quiero que seas capaz de jugar con todo lo que pase, sabiendo que, como sea, estará bien, como un niño que disfruta de jugar el juego de la vida. Que seas capaz de trazarte un plan a cumplir, pero desde la abundancia y la aceptación de que en el camino puede ser que tu plan original no se cumpla, pero estando en las grandes ligas. Si querías llegar a la playa y has llegado a la montaña, que sepas aceptar y disfrutar de la belleza de la montaña con una actitud de gratitud. Y hablando de gratitud, quiero agradecer el tiempo que te estás tomando en leer este libro. Muchísimas gracias de corazón. Sácale partido, muévete y espero que estés listo para soportar el dolor del crecimiento. Un abrazo al corazón.

ESPACIO PARA EL ESCRITOR

1
Del dolor a la transformación

Durante mucho tiempo viví con miedos, con bloqueos mentales y con creencias impuestas de mi entorno, pero desde hace ocho años conocí a Jesús de una forma personal como mi único Salvador y Él me ha ido cambiando de una manera sobrenatural y es mi Amigo Fiel, a quien amo y adoro, porque solo Cristo es igual a Dios en su plenitud (Colosenses 2, 7) y quiero corresponder a su amor y pasión con la que Él me ama, saber que Él afirma mis pasos y me acompaña en cada uno de ellos es impresionante.

Soy Evelin Estrada, una apasionada de la Comunicación y la Medicina Interna. Además, me encanta estar en continua formación para contribuir lo más que se pueda, ya que es otra forma de crecer y de ir como la luz de la aurora, de más a más, para tener ese crecimiento tan anhelado. Y mientras estemos con vida, habrá nuevos retos, y cuando el final de la vida se acerque, podamos ser esa persona que puede decirle a su padre: «He peleado la buena batalla, he terminado la carrera, me he mantenido en la fe» (2 Timoteo 4, 7). Pues esta carrera no es de velocidad, sino de perseverancia. Sin prisa pero sin pausa, disfrutando del proceso.

Soy *coach* en comunicación y además soy médico internista. Con estas habilidades Dios me ha permitido ayudar a miles de personas, aporto contenido en YouTube, a través de mi canal Evestradacoaching, en el que ya somos más de mil subscriptores. Soy un canal de bendición en el ámbito de la comunicación de alto impacto mediante el *coaching* de comunicación y Calma al Alma, que es un programa a través del cual acompaño a personas en proceso de duelo para que puedan avanzar y sobrevolar la prueba. Mi equipo y yo hemos transformado la vida de cientos de personas, evitando así enfermedades asociadas a la mala gestión emocional.

Como diría Warren Buffett: «Me saqué la lotería del ovario», ya que desde pequeña mi madre me estimuló para lograr cosas grandes y, para ello, lo primero que hay que hacer es tomarse de la mano de Dios y soñar en grande; y, lo segundo, es unirte a gente grande que vaya con todo por sus sueños y que no te detenga tu propia vida. Y es que cuando actúas a pesar del miedo es ahí donde tienes ese crecimiento. Y que no te detenga el miedo a saber demasiado, pues la vara de medir que debemos alcanzar es la estatura del varón perfecto, que es Cristo.

Uno de los versículos que ha cambiado mi vida y que ha hecho ese clic mental, que ha significado un antes y un después, ha sido 2 Timoteo 1, 7 que dice: «Porque no te ha dado Dios un Espíritu de cobardía, sino de poder, de amor y de dominio propio». En mayo de 2013 fue un punto de inflexión para mí, ya que conocí a Jesús de una forma muy especial.

Un día, mientras me encontraba en un rezo en casa de mi abuelita, se me había asignado una cita bíblica, la cual nadie quería leer, así que decidí leerla yo y mientras lo hacía sentí que el Espíritu del Señor estaba sobre mí y fue una sensación única, especial y sobrenatural en la que Dios le estaba hablando a mi vida. Lo fui leyendo con una intensidad tan espectacular que automáticamente en la habitación captamos la atención de todos los ahí presentes, hasta los que estaban haciendo los preparativos para dar un refrigerio al final de la reunión. Es que, literalmente, solo se escuchaba mi voz, y había tanta autoridad en la Bendita Palabra de Dios que puedo sentir cómo se me eriza la piel de solo recordarla. Ese día marcó un antes y un después en mi vida y básicamente nací de nuevo.

Yo antes le temía hasta a mi propia sombra, pero cuando me encontré con esta palabra decidí actuar, a pesar del miedo, e ir a por mis sueños y mis ideales disfrutando siempre del proceso, amando lo que hago y autocontrolándome, desde comer saludable hasta controlarme en emociones tóxicas hacia mi propia persona, y de no ser tóxica hacia los demás.

Tengo que ser sincera contigo, ya que no te cuestionas la vida cuando las cosas van bien. Como todo buen humano, lo cuestionas cuando recibes un golpe que te hace despertar. Todo ha sido un proceso, no todo han sido sueños y anhelos, sino que hubo un dolor detonante que dio lugar a que me cuestionara y replanteara mi vida, y es que al inicio yo era una mujer feliz y un poquito corta de vista, la percepción que tenía de mi vida era así: estoy casada, tengo mis dos hijos y además soy una médica internista, como siempre se lo había pedido a Dios, así que podemos estar en la comodidad, pues acá tengo todo lo que, según yo, es el top. Aparentemente, todo de maravilla cuando de repente me encontré con una fuerte dosis de cruda realidad en la que descubrí que mi esposo se estaba portando un poquito mal, y uno de mis hijos también, incluso me llamaban muy frecuentemente a reuniones en el colegio para decirme que las cosas no iban nada bien.

Inicialmente, me sentí devastada, sentí que el mundo me aplastaba y no veía por dónde iba a salir de aquella situación. He hecho todo un capítulo para describir más adelante los detalles, pero lo cierto es que me sentí triste y esa tristeza me llevó a doblar rodillas y a pedir ayuda.

Gracias a Dios, Él fue poniendo a las personas idóneas que me ayudaron, y de ese quebrantamiento nació una nueva mujer evolucionada que mejora cada día.

Un gran amigo y *coach* me ha guiado para hacer trabajos de introspección y conocerme a mí misma, mis miedos y, una vez identificados, el siguiente paso es aceptar que los tienes y armarte de coraje, conectar con esa emoción y con ese espíritu de poder (el Espíritu Santo) que me da esa valentía para actuar a pesar del miedo. Y esa práctica de traer algo del subconsciente al consciente es algo muy espectacular, pues les reduce su tamaño. En tu cerebro se genera un momento de inflexión en el que un miedo te parecía grande, al escribirlo en un papel es como «¡guau!, la cosa no es tan grave después de todo» y hasta ves la salida.

Amigos, nuestro cerebro en ocasiones nos traiciona y es que, en su afán por sobreprotegernos, ahorrarnos energía y evitar el error y dañar nuestro ego, además tiende a automatizar; por lo que nos vamos metiendo en un bucle que no deja cabida para más, y de repente, y sin sentirlo, paramos de crecer. No sé si te sientes identificado con esto, pero a mí me pasó. Permíteme que te comente un poco mi historia.

Mi nombre es Evelin Estrada. Me gusta definirme, más que por mi profesión, por mi pasión y mi misión en este mundo, y es que desde muy pequeña decidí ayudar a las personas a mantener su salud y recuperarla, sobre todo para aquellos a quienes de alguna forma les ha tocado aprender a sobrellevar una enfermedad. Así que me gradué de la Escuela de Medicina, luego me especialicé en Medicina Interna porque esa área es la que más me costó durante mi formación como médico, y lo que inicialmente se me daba mal, empecé a fortalecerlo, estudiando más, yendo a congresos y formándome con los mejores.

Hoy en día mi sueño es ayudar a más y más personas, ir desbloqueando sus niveles, ya que mi vida ha sido así, pues cuando decidí estudiar Medicina mi entorno no me apoyó y, bueno, yo por poco me la creí, que quizá no debía estudiar eso. Me decían que esa era una carrera de ricos y que yo no tenía dinero, por lo que no podía ni siquiera soñar con ello.

Sin embargo, Dios puso a mi madre ahí para empujarme a dar el paso y, vamos, lo logré gracias a Dios. Después, cuando estaba en el proceso de especializarme, tuve una depresión a raíz de una ruptura amorosa; sin embargo, Dios me levantó en un periodo de seis meses (lo que dura un duelo normal) y aproveché esas noches de insomnio para estudiar Medicina Interna, que era lo que tanto me apasionaba. Ayudé a muchos pacientes, olvidándome así de mis propias necesidades y a su vez Dios, que no se queda con nada, me restauró la vida emocional y personal y hoy tengo una linda familia.

Tengo un esposo muy guapo, por cierto, y hay un detalle que no te había mencionado, y es que él fue quien me llevó a los pies de Cristo, y he conocido a Cristo de una forma muy especial. Al inicio, solo como mi Salvador, pero hemos ido evolucionando y hoy ya somos amigos, lo cual me llena de mucha satisfacción y sé que en cada sueño que viene Él está conmigo y, bueno, mi confianza no está en mis alas, sino en quién creó mis «alas». ¡Bendito Dios!

También cuento con la bendición de tener dos bellos hijos que son la luz de mis días y estoy muy agradecida de tenerlos conmigo. Para explicarte mejor lo de las «alas» te contaré una pequeña historia. Un día, un rey recibió el obsequio de dos pequeños halcones y los entregó al maestro de cetrería para que los entrenara para la caza. Pasado un tiempo, el maestro reportó que uno de los halcones no podía volar, que solo posaba en su rama, y cuando lo supo, el rey dio la noticia a todo su pueblo y ofreció una recompensa a quien lo hiciera volar.

A la mañana siguiente vio al halcón volando sobre los jardines y enseguida investigó quién había logrado que el halcón volara, y resultó ser un campesino. El rey le preguntó «¿cómo lo hiciste?», y él le respondió: «Solo corté la rama».

La moraleja de esta historia es que hay personas que vuelan y ya porque no tienen creencias limitantes, pero hay otro tipo de personas que no nos damos cuenta de que podemos volar hasta que nos cortan la rama.

Quiero centrarme en la zona de confort y en cómo, muy frecuentemente, nuestro afán por estar cómodos nos impide crecer, y en cómo conscientemente, al ser esforzados y luchar por nuestros sueños, hará que mejoremos en habilidades y adquiramos nuevas habilidades para conquistar más áreas a nivel personal, espiritual y material. Esto nos va a ir expandiendo nuestra zona de confort, y es que es falso el hecho de que si me salgo de esa zona, voy a fracasar, voy a exponerme al bullying o me irá mal, porque es ese miedo que muchas veces nos lleva a no dar el paso y estancarnos, y de repente tenemos la creencia limitante de que «ay, que se superen los jóvenes, pero yo hasta aquí llegué».

Sin embargo, familia, mientras hay vida, hay esperanza y si estamos con vida, familia, hay que avanzar y expandir nuestra zona de confort, porque es que eso es lo que realmente sucederá. Es ahí donde está el verdadero crecimiento, y es que nadie te lo dice, que cuando te expones y trabajas fuera de tu zona de confort, continúas preparándote y adquiriendo nuevas habilidades para triunfar en áreas en las que ni tú sabías que podías; es atreverse a conquistar más y más áreas que en su momento te cuestan de alguna manera (esfuerzo, dinero, tiempo), por lo que tienes que estar dispuesto o dispuesta a pagar el precio, pero que posteriormente estas nuevas habilidades las internalizas y pasan a estar en tu nueva zona de confort, por lo que esto te da pie a que sigas creciendo, poniéndote nuevos retos, disfrutando de cada proceso y convirtiéndote en una mejor persona cada día en donde no te haces más viejo, sino más sabio. Con esa sabiduría y saliendo de tu zona cómoda logras mejorar a nivel físico, mental y principalmente espiritual.

Con respecto a la salud física, puedes ver cómo tu cuerpo se va transformando cada día y cómo en el proceso llegas un día ponerlo en automático, por lo que lo siguiente que tienes que hacer es seguir mejorando cada día o cada semana la dificultad, ya sea aumentando en el peso o en la frecuencia, de manera que aquel ejercicio te rete. Y si hay dolor muscular leve es porque te has salido de tu zona de confort, con lo cual lograrás mejorar a través del tiempo y te mantendrás saludable y aparentarás menos edad que la cronológica, eres más divertido o divertida, ya que el ejercicio aumenta la dopamina y serotonina.

Así como en el ejercicio, en el área espiritual, levantarte a las tres de la mañana a orar y leer la Biblia, tiene su precio, por eso, familia, tenéis que estar dispuestos a pagar el precio y expandir vuestra zona de confort. No te compres excusas de que no tienes tiempo, no tienes dinero, no naciste en un país desarrollado. Nos creemos lo que nuestro cerebro nos dice en su afán por ahorrarse energía y de que nuestro ego no salga lastimado y quiere que evitemos el error, a un nivel de supervivencia.

Según avancemos en cada capítulo de mi libro, quiero que sepas que te explicaré paso a paso cómo he salido de la zona de confort en cada una de las áreas de mi vida, empezando con mi vida en Cristo y continuando en la rueda de la vida en cada uno de mis roles, abriré mi corazón para que descubras cómo lo he ido logrando para que puedas aplicarlo en tu vida y puedas expandir tu zona de confort, lo cual es posible, pero si te pegas a la persona correcta.

Lo podríamos lograr solos, pero en este contexto nos limita nuestro propio cuerpo, y desde fuera de la caja si nos dejamos acompañar, iremos más veloces y seremos conscientes de las cosas que ve la otra persona desde otro ángulo.

2
Definiendo la zona de confort

Albert Einstein decía «no se deja de pedalear cuando se envejece, sino que se envejece cuando se deja de pedalear».

Desde que nacemos venimos a este mundo en modo creativo y aprendiendo sin miedo, pero nuestra vida se ve influenciada por los metaprogramas que el entorno nos introduce en nuestro subconsciente, método con el que se condiciona nuestro comportamiento, el cual va a hacer que alcancemos los resultados, por lo que hay que estar muy atentos a lo que queremos lograr, ya que muchas veces nuestra mente nos va a vender la idea de un sueño que no sea lo suficientemente retador para nosotros, que pueda ser alcanzado fácilmente con nuestro piloto automático para mantener la economía y que estemos en la zona cómoda.

¿Qué es estar en una zona de confort?

El concepto «zona de confort» hace referencia a un estado psicológico en el que una persona se siente segura. Conoce esas coordenadas espacio-temporales y las controla. En él no experimenta ansiedad ni miedo, pues no asume riesgos, pero tampoco crece porque no se cuestiona ni se plantea nuevos retos. Está tan cómodo que no utiliza todo el potencial de habilidades que Dios le ha dado.

¿Por qué no consigo salir de la zona de confort?

La primera opción puede ser porque, de tan cómodo que estás, ni siquiera te lo has planteado.

La segunda opción se refiere a un nivel más avanzado de conciencia donde ya te lo planteas, pero te paralizan los miedos.

En la tercera opción ya actuaste a pesar del miedo, pero aún tienes tus creencias que te lastran a hacer todo de una determinada manera porque así se ha hecho siempre. Esto impide tu crecimiento y desarrollo personal.

¿Qué sigue después de la zona de confort?

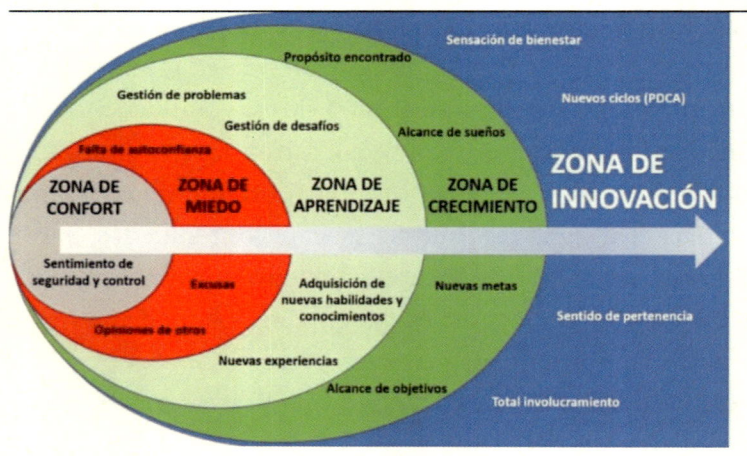

Estratégicamente, imaginemos un camino lineal donde yo avanzo o me expando, y esta es la llamada «zona de aprendizaje». Me considero una eterna aprendiz y acepté que no me las sé todas, y que estoy dispuesta a aprender algo nuevo. Ahí, desde esa mentalidad, ya puedo expandirme tomando medidas en aprender algo nuevo. En ese proceso de aprendizaje mi cuerpo se va a resistir y van a aparecer los miedos, pero cuando estos aparecen es una señal de que vas en la dirección correcta. Si, por el contrario, creo que ya me lo sé todo, eso es estar en esa zona cómoda, y yo lo llamo «estar muerto en vida».

Estoy convencida de que estar en la zona cómoda no es tan cómodo después de todo, y que eran necesarios esa prueba o ese golpe en la cara para salir de ese sueño profundo, cuestionarse la vida y tener nuevos proyectos que nos mantengan en continuo crecimiento y mejora. El ser humano es una máquina de mejora continua, por lo que si nos mantenemos mucho tiempo estancados, eso va a hacer que nos sintamos frustrados, pues hemos sido diseñados para alcanzar la estatura del varón Perfecto Jesús.

Entonces imagínate que todo va sobre ruedas cuando de repente llega un fenómeno disruptivo que te hace pasar a la acción y moverte a la siguiente zona, la «zona de aprendizaje». En ella, van a aparecer los miedos y creencias limitantes, lo que te explicaré en próximos capítulos.

Si avanzamos un poco más en este camino de evolución, llegamos a la «zona de crecimiento». En este punto ya hemos logrado avanzar y llegar a los primeros objetivos y sueños, por lo que es momento de plantearse nuevos retos. Al perpetuar este ciclo estarás llegando a la «zona de innovación» en la que ya sientes bienestar total, sin agobios y mucho sentido de pertenencia. Esto te hará asociar mucho disfrute y, a esta altura, habrás trabajado la aceptación, es decir, haber perseverado para llegar a una gran meta. Si esa meta fuera la playa, y en su lugar llegaste a la montaña, tu nivel de madurez es tal que conectas con la gratitud y aceptación desde el corazón.

En la medida en que avances en el camino de la lectura de este libro se te irán desvelando las diferentes herramientas mentales de las que puedes echar mano para lograr expandirte.

Además, me gusta mucho la interacción, querido lector, así que te pregunto: ¿tienes miedo?

Si tu respuesta es no, entonces cuestiónate, porque si tus sueños no te asustan es porque a lo mejor no son lo suficientemente grandes. Y puede ser que aún no te hayas planteado siquiera la oportunidad de evolucionar.

Sé que para psicólogos, psiquiatras y médicos nuestro organismo se divide en muchas áreas, pero con fines didácticos y prácticos dividiremos a nuestro organismo en tres grandes partes. Esto es la stick person que explica Bob Proctor en Mente consciente, mente subconsciente y cuerpo.

¿Quién crees que gobierna tu cuerpo, la mente subconsciente o la mente consciente?

Según avances en esta lectura, te lo explicaré, pero quiero adelantarte que con el solo hecho de ir y reconocer tus miedos o tus creencias limitantes vas haciéndote consciente, y una vez en el consciente puedes trabajarlos y modificarlos, así que el juego consiste en hacerte consciente para poder crecer.

3
Guía para expandir tu zona de confort

1. **Ama a Dios sobre todas las cosas y a tu prójimo como a ti mismo**

   Este mandamiento mayor es la clave de todo, ya que para quien le ama todo le obra para bien, y si Dios ve que tus metas y sueños no son egoístas, sino que buscan ayudar a tu prójimo, Él apoya tus proyectos, lo que te llevará a poner tu vida en servicio de los demás. Actúa a pesar de tus temores, entra en acción porque si te mueves, te inspiras y pierdes el miedo sabiendo que no estás solo, sino que es Dios quien está contigo y Él afirmará tus pasos y en Él todo es ganancia y abundancia. Por eso, partiendo de que si lo tenemos a Él lo tenemos todo, de que no necesito el éxito, ya estoy plena, no tengo expectativas; y si logro obtener algo, voy actuando desde el desapego a lo que perece. Y desde esa abundancia y gratitud, por ley universal, daremos de lo que tenemos para poder recibir.

2. Atrévete a soñar en grande

Dios con su palabra ya te habló y dijo que para cosas grandes hemos nacido y créele y es que con solo el hecho de que tú tengas esa ventana abierta a la posibilidad, produce un efecto brutal en tu cerebro y si lo crees lo generas. Aparte, estate atento, pues tu cerebro siempre va a tratar de que no te compliques, por lo que si tus sueños no te asustan es porque a lo mejor no son lo suficientemente grandes, así que pasa un escáner a tus sueños para ver si son lo suficientemente grandes.

3. Ponle fecha de caducidad a tu sueño

Tienes que ponerle una fecha de caducidad a tu sueño y salir de ese bucle donde tienes una idea y no la ejecutas. Al poner fecha a tu sueño eso ya lo convierte en un proyecto, y tu cerebro, como le gusta que haya coherencia entre lo que se dice y lo que se hace, encontrará la manera de realizarlo contra todo pronóstico, a pesar de la pereza o de la falta de tiempo.

4. Cambia tus pensamientos limitantes

Entrena tu cerebro así como entrenas tus músculos. Esto lo puedes lograr cuando estás por acostarte, así como durante la madrugada; es ahí donde están activas las ondas Theta y cuando tu cerebro se cree lo que le dices, así que puedes hacer un ejercicio muy básico que es primero conocer esos pensamientos negativos que constantemente vienen a tu mente, anotarlos y pasarlos a positivo. De esta manera, una vez identificados, pasarán a ser menos potentes y además podrás corregirlos primero en tu mente y luego en la vida real.

Si los repites unas diez veces en positivo; luego los dices en voz alta y en un momento de energía máxima como cuando te ejercitas y como si ya fuesen así, lograrás cambiar y retirar esas creencias limitantes. Porque la repetición es la que puede cambiar tu paradigma. Hemos sido condicionados a vivir y pensar de cierta manera, guiados por esas antenitas que recogen información del exterior. Es decir, con nuestros cinco sentidos hemos recibido información de que no hay dinero, información de noticieros y de programa tóxicos, pero no debemos dejar que eso nos limite, pues no podemos permitir que algo externo cambie lo que hay en el interior. Por ello Dios dejó que repitiéramos su palabra para que, a base de repetir y de meditar en ella de día y de noche, logremos regular ese sensor que dé mayor protagonismo e importancia a lo que Dios ha dicho y pensado. Él dice: «Pensamientos de bien y no de mal tengo para ti». Ajustemos ese sensor de logros alineando nuestros resultados a los planes de Dios, pues son mejores que los nuestros. Estemos atentos en detectar por dónde va la cosa y alineemos nuestra voluntad a Su voluntad, solo así tendremos mejores resultados.

5. **Quita esa mentalidad cortoplacista**

Los grandes resultados no se dan de la noche a la mañana, normalmente cuando emprendemos algo generamos algunas expectativas que si no alcanzamos nos genera frustración y nos impide perseverar, con lo cual a veces renunciamos a nuestros sueños. Cambiemos esa mentalidad de lograr las cosas en el corto plazo, trabajando desde el desapego y quitando esas expectativas que por lo general son altas. Ojo con esto, no te quiero decir que no te traces objetivos, sino que debes ser consciente de que lo importante es apegarse al proceso, darlo todo desde el corazón con la intención genuina de ayudar a las personas. Y, como consecuencia, el resultado llegará porque en el proceso podrás equivocarte, pero en la vida el punto no es no equivocarte, sino disfrutar del proceso. Es decir, disfruta de cada error; cada error te hace mejor porque con ellos aprenderás y ganarás experiencia para no cometer el mismo error en la próxima ocasión. Cada error te hace despertar, te evita un error mayor; por ejemplo, cuando empecé con los webinarios, lo hice con eventos gratuitos. En esa acción masiva imperfecta, tenía errores como el de que empecé a explicar el electrocardiograma haciendo el trazo en una pizarra y no se lograba ver lo que estaba escribiendo y, bueno, lo aprendí a no volverlo a hacer de esa forma, pero ¿te imaginas que hubiese cobrado un high ticket por un evento y me equivoco de esa manera?, ¿te imaginas qué grave hubiese sido? Por eso te digo que cada error te evita un error mayor.

Así que trata de jugar y de divertirte en el proceso y actúa desde el desapego y Dios te dará el éxito cuando Él sepa que estás preparado y que eso es lo mejor para ti; porque imagínate que emprendes un viaje para ir a la playa y en vez de llegar a la playa llegas a una montaña superhermosa, ¿por qué renegar o quejarte? Estás en un lugar bonito, tal vez no el que habías planeado, pero sí el destino que Dios te eligió, porque Él sabe qué es lo mejor para ti y Él tiene su tiempo y nunca llega tarde. Y para el que lo ama todo, obra para bien.

6. Programa tus objetivos SMART específicos

Al cerebro le gustan las cosas claras, clarifica en lujo de detalle dónde quieres llegar, ya que si no sabes hacia dónde vas, cualquier lugar estará bien; y acuérdate de que un avión que va con destino a Miami se desvía milimétricamente del rumbo poco a poco, pues ya no llegará al destino planeado.

6.a. **Medibles**: en esta característica te diré que lo que se pueda documentar y medir habrá que medirlo, sin embargo, no midamos lo que está fuera de nuestro alcance, midamos lo que a nosotros compete; es decir, esas metas de rendimiento y no de resultado. Te daré un ejemplo de una meta que me tracé al inicio: la de tener 1000 subscriptores en YouTube. Eso lo pude replantear a subir dos vídeos a la semana en YouTube durante un mes. Si te fijas, al cambiar el enfoque, la responsabilidad está de tu lado y no te centras en lo que los demás tendrían que hacer por ti, sino en lo que está en ti. Apégate al proceso y disfrútalo, pues es eso lo que hará a través de tu perseverancia que logres un día el resultado cuando menos te lo esperes.

6.b. **Alcanzables**: trata de ser muy sincero con lo que realmente está a tu alcance, pues si te trazas metas muy altas podría generarte frustración, sin embargo, aquella frase que dicen «apúntale a la luna y les pegarás a las estrellas» es muy buena en el sentido de que te propones altas metas, pero si lo haces así debes tener la suficiente madurez para actuar desde el desapego, es decir, para aceptar lo que pase.

6.c. **Desafiante**: siempre pásales este filtro a tus metas, pues ya sabes que tenemos un cerebro que busca sobreprotegernos y para que no suframos puede ser que él juegue sucio y nos venda la idea de trazarnos metas muy por debajo de nuestras capacidades, por lo que esto equivaldría a que yo esté levantando pesas de 5 libras, cuando mi fuerza da para levantar 20 libras. A nivel muscular, como no le reto, no lograré la tan anhelada hipertrofia muscular.

6.d. **Tiempo**: ponle una fecha a cada uno; y cuando elijas este tiempo trata de no poner fechas muy lejanas, pues recuerda la ley de Parkinson sobre productividad, que dice que si tú te pones una semana para realizar determinada actividad, te vas a tardar una semana; sin embargo, si asignas un día para esa tarea eso te tomará un día.

Esto te permite tener dirección y saber adónde quieres llegar y además entre más potentes son tus objetivos, más te hará perseverar, a pesar de las dificultades. Una de las cualidades que hacen que tus objetivos sean más potentes es que estos tengan un efecto de contribución a tu familia o a tu comunidad, es decir, que no solo se trate de ti, sino que además lo haces por tu familia con un sentido genuino de contribución. Eso ya es más potente y te hace repetirlo una y otra vez con apoyo Divino, pues eso le encanta a Dios, y más potente será si con ese objetivo no solo beneficias a tu generación, sino también a generaciones futuras. Ya eso sí te hará avivar la llama, ¿no crees?

7. **Visualízate llegando a la meta y programa tu cerebro para el éxito**

Atrae lo que quieres, alcanzando esos nuevos ideales porque si lo crees, lo creas. Si tu cerebro ve que puede ser posible, buscará la manera para lograrlo, y ten fe en que Dios está ahí para llevarte a conseguirlo, todo es posible para el que cree. En ocasiones, cuando tu cerebro ve esa posibilidad, se las ingenia para poder llevarte a ello, y es como programarlo para el éxito porque tu propio sistema de activación reticular ya estará programado para filtrar la información y dejar pasar aquella que te lleve a lograr esa meta. En ocasiones te despertarás con inspiración y deberás aprovechar esos momentos en los que tu cerebro, estando en un modo difuso, será capaz de conectar los puntos y resolver el enigma poniendo a disposición el cómo. Esto lo vivo muy a menudo cuando en mi consulta hospitalaria. Tenemos un caso interesante en el que los síntomas y los exámenes de laboratorio no casan en un diagnóstico concreto porque en ese momento estás usando solo una zona de tu cerebro, pero duermes y de repente despiertas a veces a la media noche y es como que ¡guau, tienes el diagnóstico correcto! Esto es porque el cerebro que Dios te ha dado quedó programado para resolver y buscar la respuesta a ese caso en particular y estando en modo difuso fue capaz de conectar los puntos.

8. Estúdiate a ti mismo

Haz un máster de ti, conoce tus miedos, conoce tu pasión, tu misión y dótate de habilidades que te permitan desarrollar de forma más eficaz tu pasión. Al tener más habilidades e ir desarrollando estas te sentirás feliz porque estás creciendo y expandiéndote para llegar a tu meta o metas. Para eso debes conocer lo que se te da bien y lo que necesitas fortalecer. Recientemente, un amigo me decía: «Evelin, si quieres ser exitosa debes saber quién eres y definir lo que para ti significa éxito». Para cada persona será diferente, para unos puede ser tener una gran mansión y para otros estar en casa con su familia. Y partiendo de las cosas en tu vida, de las cuales ya te consideras exitosa y, por lo tanto, tienes mucha gratitud por ellas, puedes planificar tus nuevos éxitos a lujo de detalle y se puede soñar en grande.

Mi yo de hace diez años creía que con memorizar los libros de texto de medicina se estaría preparando para el éxito, no sé si a ti te pasó igual. Luego comprendí que para ser un médico exitoso en estos tiempos había que saber de marketing, de desarrollo personal, ser una buena cristiana y tener una correcta gestión de emociones, entre otros. Conócete a ti mismo y ámate internamente, que tu autoestima no se base en lo externo, como, por ejemplo, un buen físico o tus pertenencias materiales, ya que todo eso se acaba. Ámate tal como eres porque Dios te creó a su imagen y semejanza.

9. Gestiona tu tiempo

Todos nosotros tenemos la misma cantidad de tiempo al día, el detalle es saber en qué lo invertimos; es decir, tener bien claras tus prioridades y disciplina en llevar a cabo, al menos, unas seis acciones al día que sean prioridad en nuestra agenda para irnos acercando a esos objetivos preestablecidos.

10. **Disciplina**

Siempre que emprendemos algo, al principio estamos muy motivados, pero la motivación no dura mucho. Viene a ser un tanto fugaz o, como diría mi abuelita, «llamarada de tuza». Por lo tanto, habrá que perseverar con la disciplina adecuada, ya que en esos momentos en los que la energía está baja, haré las cosas que tenía programadas, a pesar de no tener ganas, tener conciencia de no ser dependiente de la dopamina, así mi cuerpo va a pasar a la acción.

Asegúrate de que tu meta realmente te apasiona y que sería algo que harías, aunque no te remuneraran. Eso mismo te dará la energía para perseverar y adoptar medidas, aun en los días en los que la magia de la motivación ha desaparecido. Además, aprende a generar ocio activo; este es el descanso que se practica cuando vas a una montaña o la playa y meditas o haces introspección, pues te ayudará a recargar pilas. Dios dejó los paisajes precisamente para esto.

Sé que te estarás preguntando: «Evelin, sé que no te gusta hablar de lo negativo, pero, solo por cultura general, ¿cuál es el ese ocio pasivo? Ya que si hay ocio activo ha de haber ocio pasivo».

En efecto, querido lector, y el ocio pasivo es el que se practica cuando estamos ahí tumbados en el sillón o en la cama viendo Netflix o dejando que sea bombardeada nuestra mente por cosas externas que nos distraen y nos ponen la vista nublada. No me refiero a las horas de sueño y reparación normal de nuestro cuerpo, que son necesarios para el adecuado funcionamiento de nuestro organismo, sino a esa pereza que surge en ocasiones y que todos hemos experimentado en más de alguna ocasión.

4
Primer bloqueo mental

El primer bloqueo mental que nos impide salir de la zona de confort: el miedo.

Desde el enfoque de la Neurociencia, el miedo es el hecho de no tener la situación bajo control. Sentir miedo provoca una sobreactivación del sistema nervioso autónomo simpático (adrenalina y noradrenalina), mediada por la amígdala, lo que produce un aumento de la frecuencia cardiaca y del flujo sanguíneo hacia las extremidades que nos prepara para huir, dilatación de las pupilas para facilitar la entrada de luz, etc.

Desde el punto de vista de la psicología, nuestros primeros saboteadores que constantemente buscan limitarnos son los miedos. Para ello, debemos definir qué es el miedo. El miedo es esa emoción desagradable ante un peligro, ya sea real o supuesto. Desde el punto de vista biológico, va a ser positivo cuando ese peligro es real, ya que en este contexto se convierte en un mecanismo de defensa. En el otro tipo de miedo, se está atacando a tu ego, ahí tu cerebro se lo toma instintivamente como si estuvieses ante un león que te quiere devorar, se va a manifestar por activación de la amígdala y esto se va a traducir en respuestas diferentes: unos, de escape y huida; otros, de paralización. Por ello, te voy a pedir que identifiques cómo te hacen sentir, cuáles son tus miedos porque al reconocerlos y anotarlos en un papel, pues escribir un problema y ser capaz de verlo plasmado en un papel generan un efecto muy bueno a nivel cerebral donde lo reduce de tamaño, algo que en tu cabeza resonaba como algo tan gigantesco. Cuando tu cerebro lo logra ver en un papel, hace que tu cerebro reflexione y digas: «A lo mejor no es tan grave, después de todo».

Y si como ingrediente principal le recitas palabra de Dios, serás capaz de enfrentarlo y de superarlo. Uno de los versículos de la Biblia que me han transformado (y es que como te dije al inicio del libro yo era supermiedosa y conocer este versículo me cambió la vida) está en 2 Timoteo 1, 7: «porque no nos ha dado Dios un espíritu de cobardía, sino de poder, de amor y de dominio propio». A partir de ese día no solo me aprendí este versículo, sino que lo aplico en mi vida, y voy a lanzarme por mis sueños sabiendo que no estoy sola, que es Dios quien afirma mis pasos, y no es que no tenga miedo, sino que soy capaz de enfrentarlos de la mano de mi Señor y es que en esa parte de la Biblia está refiriéndose al Espíritu de Dios y cuando yo muero Él crece y Él es ¡todopoderoso!

El miedo se comunica con los demás a través del rostro, más adelante describiré los síntomas y signos del miedo. Te dejo por acá una pequeña lista en orden de prioridad de los miedos que por un bien tiempo me paralizaron; cómo me gusta que este libro sea más de transformación que de formación. Te pido que tomes un lapicero y un cuaderno y que hagas tu propia lista, reconoce tus miedos y colócalos en orden de prioridad, de tal manera que el que escribas primero sea aquello a lo que más le temes.

1. **Uno de los que más reconozco es el miedo al cambio o a lo desconocido**

Haberlo extinguido con la ayuda de Dios ha sido para mí lo que más beneficios ha traído a mi vida El cambio es la llave de la evolución y evolucionar es felicidad. Así que el cambio es la llave de la felicidad; eso sí, dentro de los límites puestos por Dios y dándole a Él toda la gloria.

El antídoto del miedo al cambio es recordar que la mayoría de las veces el cambio ha sido para mejorar.

El antídoto del miedo a lo desconocido es saber que conocer algo nuevo nos hará mejores, ya que sabremos más y esa nueva habilidad nos ayudará a expandir aún más nuestra zona de confort.

Saber que aún no estamos en el top y que el listón está más alto, pues la estatura a alcanzar es la estatura del varón perfecto, y mientras hay vida, hay esperanza. Y prosigo en esta carrera de la vida, que no es una carrera de velocidad, sino de actitud, y llegar al final de la vida con la satisfacción de haber logrado el propósito de Dios en mi vida.

2. **Miedo al rechazo**

Jesús fue rechazado y a Él eso no le detuvo para hacer la voluntad de Nuestro Padre, no le importó lo que las personas hicieran después de difundir su mensaje, pues sabía que lo que la persona hiciera con el mensaje ya no dependía de él, sino de la persona en sí.

Exponte entonces a ser rechazado, ve a dar conferencias en un bus y deslígate de tu ego, puedes proponer inicialmente tu producto o hacer algo muy loco como vender en un autobús a cualquier persona, y si te rechazan no pasa nada, esto es un entrenamiento. No te lo tomes tan en serio, no te vincules con tu ego, pues tu ego va a querer que te sientas muy mal, se lo tomará como un ataque directo y tratará por todos los medios de que no te vuelvas a exponer de esa manera. Pero como tú has tomado consciencia, ya puedes jugarle la vuelta con el hecho de que si tu producto es bueno, son ellos rechazándose a sí mismos, a la posibilidad del cambio. Lo otro que te puede tranquilizar es que cuando te dan un no y después otro no, el sí está cada vez más cerca.

3. Miedo a la tecnología

Este miedo hasta me hizo crear un estudio que buscaba «acabar» con la tecnología, ja, ja, ja. Hoy me da risa, en 2010 me daba cólera. El título de mi estudio científico fue «Impacto de las redes sociales en el rendimiento académico de los estudiantes de medicina».

Obviamente, los resultados no fueron lo que yo esperaba, y lejos de alejar a mis alumnos de la tecnología fui yo quien terminó acercándose y tuve que aprender cómo funcionaban los algoritmos, pues si mis alumnos estaban en las RR. SS., yo iba a ir ahí a buscarlos y a enseñarles medicina, una de mis grandes pasiones.

El miedo a la tecnología lo puedes trabajar aprendiendo de esto e, incluso, podrías transformar una debilidad en una fortaleza, ya que en la actualidad saber de tecnología te ayudará a surfear la ola que se viene, la cual es de mucha tecnología. Me he formado con los mejores en el área, de manera que confío en lo que he aprendido, debido a los resultados que veo en mis mentores. Permíteme contarte que hubo un tiempo en que me opuse a la tecnología; era como querer declararle la guerra. Llegué al punto de hacer una investigación al respecto, la cual titulé «Impacto de las redes sociales en el rendimiento académico de los estudiantes de medicina».

Buscaba demostrar con mi investigación que las redes sociales eran algo malo, algo que iba contra toda formación y que esto les hacía perder el tiempo a mis estudiantes, pero que creen los resultados no fueron lo que yo esperaba, sino que me hicieron aceptar que en este mundo que está cambiando, las redes sociales han cambiado la forma de comunicar nuestro mensaje y que si quiero seguir impactando en este bello arte de la formación de médicos, enfermeros y enfermeras, entendí que yo era la que estaba equivocada (eso en su momento me dolió, ¿eh? Hoy te lo cuento sin dolor, se puede decir que lo he superado) y que si los jóvenes a los que quería llegar estaban en las redes sociales, tendría que formarme en ello y llegar a, incluso, hablar su mismo idioma para poder enseñarles y, mejor aún, transfórmalos. Así que, bueno, aprender a comunicar con alto impacto, más todo lo que ya sabía de medicina, hizo una explosión combinatoria de conocimientos y, ¡guau!, me ha desbloqueado muchos niveles. Hoy puedo ver cosas que antes no veía, y, pues, he podido superar la creencia limitante de que yo ya soy mayor y ya no puedo aprender de unos jóvenes alumnos con los que a lo largo del tiempo llegamos a establecer lazos de amistad y respeto.

Además, la inteligencia artificial ya no es más ciencia ficción y esta herramienta, así como internet, van a potenciar lo que ya somos.

4. **Miedo al fracaso**

Durante mucho tiempo este miedo me mantuvo paralizada, pues cuando fracasas en algo, a veces el dolor asociado a ese recuerdo es tan grande que se nos olvida que ese error puede ser nuestro mayor aprendizaje. Aprendes a andar en bici fracasando, cayéndote una y otra vez, aprendes a hablar fracasando, pues al inicio no hablas, solo balbuceas y es a través de esos intentos fallidos que un día lo logras.

Así que los errores yo los veo como mis grandes maestros encubiertos y cuando mi mente me dice que no haga algo porque puedo fracasar, voy y actúo porque sé que, aunque al inicio fracase, si lo vuelvo a intentar ya con *feedback* propio o de otra persona un día saldrá solo y en piloto automático.

5. **Miedo a la soledad**

Este miedo es normal que lo hayas experimentado más de una vez, pues el ser humano es un ser social por naturaleza. De hecho, somos felices compartiendo nuestra vida con los demás y por eso el boom de las redes sociales. Con lo cual, se hace bien fácil que accedamos a tener redes sociales.

6. **Miedo a la incertidumbre**

Es normal que nos guste tener el control de las cosas porque tener las cosas bajo control nos transmite seguridad. Pero si vemos la situación desde otro punto de vista, este miedo nos hará hacer las cosas de la misma manera, con lo cual limitaremos nuestra vida a no tener más aprendizajes. Por ello, a modo de anécdota, te cuento que mi negocio creció cuando aprendí a tomar riesgos, a actuar, a pesar del miedo a la incertidumbre, y a moverme. Y en el proceso logré comprender algo tan maravilloso y tan obvio, pero de lo que yo no me había percatado y es que el «control» solo es una ilusión. Saber esto me hace actuar sin la carga emocional, pues sé que Dios tiene el control, que yo puedo tener un plan y si Él quiere, me va a permitir que aquello suceda, ante lo cual estaré agradecida, pero si no es su voluntad y las cosas no se me dan, lo que queda es aceptar y agradecer, pues todo pasa para bien.

7. **Miedo a la cámara**

Este miedo no es tan fácil de reconocer, pues al principio se disfraza de un «no me gusta», y como no me gusta, simplemente no me expongo. Ahora, si quieres superar un miedo de este tipo, lo primero es exponerte, y por mera exposición y de acuerdo a tus objetivos sabrás si es una habilidad que te interesa o no adquirir, pero tienes que probar. En mi caso siempre pensé que no me gustaba, pero cuando me atreví a dar ese primer paso y en la medida en que lo practicaba de forma deliberada, ¡guau!, ha sido una de las experiencias más placenteras en mi vida y es una valiosa fuente de energía para mí, lo que me permite recargarme y estar dispuesta a realizar todas las demás actividades. Hablar a la cámara es mi pasión y ahora que he adquirido la habilidad me encuentro muy frecuentemente en estado de *flow*, donde te la estás pasando muy bien en ese tiempo presente. Es similar al estado de *flow* de un pintor famoso como Picasso.

He ahí la importancia de probar, pues según mi creencia limitante yo no era buena para ello.

8. Miedo a no ser suficiente

Este miedo ataca a un 80 % de la población y yo no he sido la excepción. Cuando mi autoestima estaba baja, frecuentemente me sorprendía paralizada por ese temor que se disfraza de síndrome del impostor. Este es, por definición, un conjunto de síntomas psicológicos que consisten en dudar sistemáticamente de tus capacidades. Alguien con este síndrome no reconocerá sus logros, tendrá un desgaste anímico, lo que afectará de forma eventual a su productividad. Ante este síndrome, el tratamiento es cambiar ese diálogo interno y cuando esa vocecita aparezca y te diga que no eres suficiente, pregúntate si en tu entorno hay alguien a quien puedas ayudar a entender un determinado tema o de una situación en particular, y pregúntate también cuánto dominas del 1 al 10 ese tema, y si tu respuesta es 4 perfectamente le puedes ayudar a los que están desde un nivel 0 a un nivel 3. De hecho, estas personas conectarán más contigo que con aquel que va en un nivel 10, así que actúa a pesar de que tengas ese miedo y solo así lograrás desvanecerlos.

9. Miedo a la infidelidad

Creencias limitantes populares en torno a la infidelidad de tipo: «El hombre es infiel por naturaleza». Eso me limitaba y me llevó a hacerme la pregunta «¿será cierto?». Luego recordé que la Biblia dice que fuimos creados a su imagen y semejanza, con lo que te tiro a ti la chibola y te pregunto: ¿tú qué crees? ¿Será que el hombre es infiel por naturaleza o decidimos obviar lo profundo por dejarnos llevar por la carne? Si puedes citar un ejemplo en el que te hayas mantenido fiel a un sentimiento o hacia un equipo de fútbol, puedes ver que cuando se quiere, se puede. Y las personas, particularmente el género masculino, sí son fieles a un equipo de fútbol con convicción firme, ¿o me vas a decir que te cambias de equipo favorito solo porque va perdiendo? Por lo que veo con mis hijos, mi esposo y lo que pasa conmigo, te puedo responder que cada uno de nosotros somos fieles; ellos le van al Real Madrid y yo le voy al Barça; así es que somos fieles por naturaleza divina, pero hemos sido condicionados a través de creencias inyectadas en vena de que no se puede y, por lo tanto, a veces tiramos la toalla antes de haberlo intentado.

Con creencias de este tipo y otras creencias de los núcleos implicados sensibles, es decir, experiencias previas con las que llegué al matrimonio: miedo a la infidelidad, que está relacionado con la baja autoestima y dependencia emocional. Cuando vives preocupada o preocupado porque tu pareja te puede fallar y traicionarte, es que no te sientes pleno.

Y para sentirte pleno debes concentrarte en la relación más maravillosa e increíble de amor que existe, que es la relación con Dios.

«Porque de tal manera amó Dios al mundo, que envío a su hijo único para que todo aquel que cree en Él no se pierda, mas tenga vida eterna». Luego, en orden de prioridad, está el amor que te tienes a ti mismo, pues en la medida en la que tú mismo te ames, atraes más amor, más abundancia y de esa manera no llegamos necesitados a una relación. Entonces, al sentir ese amor abundante, tu amor propio crece porque reconoces que eres obra de Dios y no hay incoherencias, y ese amor crece más y más; y por ley de atracción, atraes más amor y estás listo para amar a alguien más de manera incondicional y no llegarás desde la necesidad, pues eres la copa llena que da a los demás.

Estás completo, no tienes miedo a compartir y divertirte. Si inicias una relación para experimentar un drama porque quieres sentir celos, porque quieres ser posesivo, porque quieres controlar la vida de tu pareja, no estás buscando la diversión, sino el dolor y eso es lo que encontrarás. Si inicias una relación con egoísmo esperando que tu pareja te haga feliz, no lo conseguirás, pues será como tener un letrero en la frente que dice: «Estoy falto de amor». Por eso, cuando comienzas una relación o si ya estás casado e inicias un proyecto de reconquista, ve desde la abundancia, porque quieres compartir, disfrutar y divertirte. La vida es un juego, si pierdes en un juego no pasa absolutamente nada, no entres en ese juego del ego que te dramatiza y exagera las cosas, y es ahí donde a mi mente viene una frase reconfortante que dice: «Tu gracia me basta».

Comienzas un día un proyecto de reconquista y no te salen las cosas, pero si has emprendido desde la abundancia es «Tu gracia me basta», y si sale bien espectacular dale la gloria a Dios, pero si no, no pasa absolutamente nada, reseteamos el juego y volvemos a empezar. Estamos siendo entrenados en la aceptación. Y es así como se pone fin a ese miedo que esconde una falta de autoestima y su respectiva dependencia emocional.

En el corazón hay una fábrica de amor, Dios es amor en esencia, cuanto más compartes, no se acaba, sino que se multiplica. No seas como aquel niño egoísta que no quiere compartir su pizza porque piensa que si la comparte mañana no habrá para él.

Dios es fiel, en Él no hay sombra de variación y el llamado es alcanzar la Santidad. Lo importante es que hubo uno que ya demostró que se puede, así que prosigamos a la meta, dejemos de enfocarnos en el problema y enfoquémonos en la solución, y que este miedo no nos paralice. Toma acción.

10. **Miedo a la muerte**

Este miedo lo he podido experimentar de forma indirecta a través de mis pacientes. Cuando les pregunto, me dicen que lo que más temen es que sus familiares se van a quedar solos y que en algunas ocasiones aún dependen de ellos, a veces financieramente y otras emocionalmente. Lo cierto es que nunca se está preparado humanamente, pero es que durante toda la vida debimos preparar nuestra alma y bíblicamente en 2 Corintios 4, 16 que dice: «Por eso no nos desanimamos, aunque nuestro cuerpo se va desgastando, nuestro espíritu va cobrando más fuerza».

Entonces, desde ya empieza a vivir la vida sabiendo que te vas a morir y procura disfrutar cada momento con Dios, contigo y tu gente en las cosas buenas, en esas buenas obras que Dios creó para que sus hijos andemos en ellas, y a partir de aquí ya puedes ser más consciente y frenarte cuando te descubras en la queja o en la murmura.

Generalidades y neurociencia del miedo

Una vez identificado tus miedos, minimízalos. A pesar del miedo, pasa a la acción, pues tu mente muchas veces te vende la idea de que tus miedos son muy grandes y te lo pinta como algo superfatal, por lo que una estrategia que funciona como un antídoto es plantearte el peor escenario, es decir, ¿qué es lo peor que te puede pasar?, y trayendo algo del subconsciente al consciente te das cuenta de que lo peor que te puede pasar no es tan fatal como parecía, aun en el peor de los casos, así que debes actuar a pesar del miedo.

Te diré cómo se forma el miedo y cómo puedes desarmarlo con el antídoto para cada una de las situaciones que he planteado. El miedo se forma así:

Cuando tienes miedo, se activa el tálamo. Específicamente, las neuronas excitadoras glutamatérgicas, esto activa la amígdala y esto, a su vez, el hipotálamo (vía rápida) y la vía del córtex, que es la lenta, y así el miedo activa el córtex y este a la amígdala y de aquí al hipotálamo.

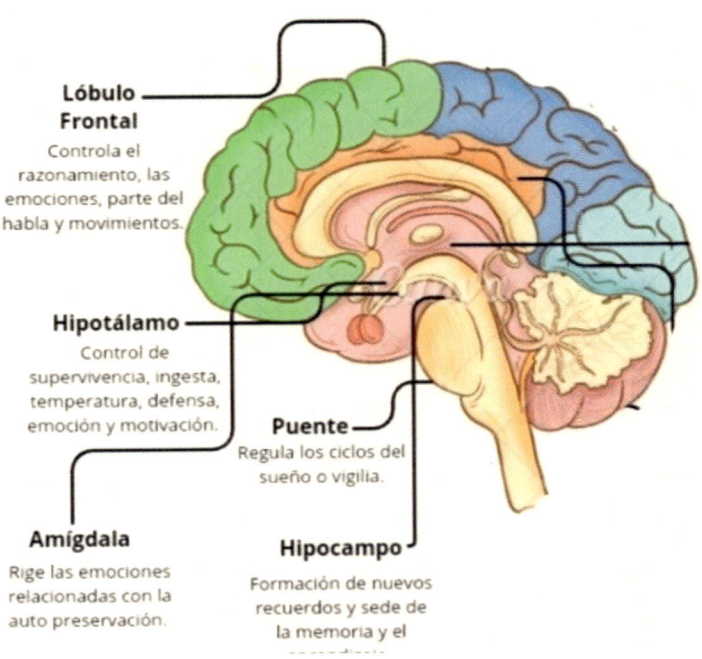

Lóbulo Frontal
Controla el razonamiento, las emociones, parte del habla y movimientos.

Hipotálamo
Control de supervivencia, ingesta, temperatura, defensa, emoción y motivación.

Puente
Regula los ciclos del sueño o vigilia.

Amígdala
Rige las emociones relacionadas con la auto preservación.

Hipocampo
Formación de nuevos recuerdos y sede de la memoria y el

Para inhibir este estímulo o una respuesta adaptativa lo que se da es que cuando nos vuelve a pasar lo mismo el reflejo en los primeros segundos o minutos va a ser el mismo, pero luego a nivel del córtex se va a analizar el caso y te vas a dar cuenta de que esta vez no estás ante el mismo evento (como en una explosión), por lo que vas a ir tratando de tranquilizarte. La memoria emocional almacenada en el hipocampo se actualiza y el córtex asociativo relaciona esas nuevas memorias y se generan nuevas vías de comunicación entre neuronas.

El antídoto del miedo a lo desconocido es saber que conocer algo nuevo nos hará mejores, ya que sabremos más, y esa nueva habilidad nos ayudará a expandir aún más nuestra zona de confort.

5
Creencias limitantes

Es impresionante el poder que tienen las creencias. Básicamente, es una forma de ver la vida. Hay una frase que me gusta y es la siguiente: «El mapa no es el territorio». Esta frase te la traigo a cuenta porque un mapa te muestra que El lago de Coatepeque está muy cerca del volcán de Santa Ana, pero cuando transitas por el territorio te das cuenta de que está a 38 kilómetros aproximadamente.

Por lo que la verdad y lo que unos creen va a cambiar según su percepción y experiencias previas, cuando algo tenemos en nuestra mente como verdad y nuestras acciones van a estar dictadas con relación a lo que creemos y saber que no siempre tengo yo la razón es un buen acto de amor, que lleva a que nos comuniquemos con los demás desde la empatía y avanzamos a pesar de no tener las mismas creencias.

Pues mi verdad probablemente no sea la verdad del otro; ya que está la verdad, tu verdad y mi verdad, así que no nos lo tomemos todo a lo personal y permitamos conocer la verdad de la otra persona.

Jesús le dijo: «Si puedes creer, al que cree todo le es posible» (Marcos 9, 23).

Amigo, el poder de Dios es real. Si a día de hoy has estado creyendo solo por lo que ven tus ojos, es porque tienes la vista basada en lo que pasa en el exterior, por tus experiencias o por lo que tus padres te han comunicado, por lo que quiero explicarte un poco la biología de la creencia y cómo en ese bucle de creencias, pensamientos, sentimientos, acción y resultados vas a tener que hacer pequeños ajustes si quieres tener resultados diferentes, por lo que te pido que seas muy sincero y cuidadoso en indagar creencias limitantes en ti. Pero antes permíteme explicarte cómo se forman las creencias y los tipos de creencias que hay.

1. Creencias potenciadoras

Pueden ayudarte a alcanzar los retos más imposibles que te plantees. Y el listón acá está alto, pues de parte de Dios está amando nuestra alma y quiere que alcancemos la estatura del varón perfecto.

Inicie este capítulo hablando de la palabra de Dios, esto sí es muy potente porque ya no estamos solos en nuestras fuerzas, sino que hemos ido a la fuente verdadera; y a partir de ahí buscamos una meta que vaya alineada a su Voluntad, porque la Voluntad de Dios es hermosa y si estamos faltos de fe, aun así, reconoce esa limitación y Él te va a ayudar a pasar de la incredulidad a creer.

«E inmediatamente el padre del muchacho clamó y dijo: "Creo, ayuda a mi incredulidad"» (Marcos 9, 24).

Creer en puras cosas buenas como tu proyecto, te llevará a que un día sea una realidad, pues primero se cree para luego generarlo, así que confía en que tu sueño se puede llevar a la realidad y con ello expandir tu zona de confort.

Haz una lista de diez creencias positivas y potenciadoras que tengas para impulsar ese gran sueño y que se vuelva una realidad.

2. Creencias limitantes

Pueden bloquearte tu crecimiento y tenerte paralizado en la zona de confort. En estas creencias hay dos tipos de mecanismos por los que se forman:

2.a. Creencias de fuente perdida:

Mi abuelita, la dueña de la receta del pavo de Navidad, había transmitido su receta de generación en generación. En la Navidad recién pasada me deleité comiendo del exquisito pavo que mi madre había cocinado, y mi curiosidad venía porque cuando colocaron el pavo en la mesa tenía un corte en la parte superior del pecho, luego fui donde una tía y también tenía un corte en la parte del pecho y cuando lo probé sabía muy delicioso, pero le pregunté por qué le cortaban la parte superior y mi tía me dijo que era porque así lo hacía la abuela. Así que le pregunté a mi abuelita y ella me comentó que el horno de su casa es pequeño y por eso le tocaba cortarle una porción. Ante esto puedes recordar e identificar cinco creencias de cosas que haces solo porque así te lo han dicho. Cuestiónate si a día de hoy te están limitando; asimismo, redáctalas a la inversa y con antónimos para poder convertirlas a creencias potenciadoras y de esa manera expandir tu zona de confort.

2.b. Creencias de núcleos implicativos sensibles:

Los NIS se encuentran grabados en la memoria emocional.

Este tipo de creencias se dan por las experiencias que han impactado en nuestra vida, donde, a través de una experiencia que se repite y ha sido dolorosa, tu cerebro en el afán de protegerte va generando una nueva creencia que te proteja, de manera que ya no te vuelva a suceder. Pero aquí habrá que analizar si esas creencias te limitan o no para poder tratar de transformarlas, para superarlas y tener así la oportunidad de no frustrarte, pues estos NIS dramatizan o atenúan tu frustración, aquí radica el verdadero arte de vivir.

Analiza qué creencias te limitan al respecto. En mi caso, te cuento que durante un noviazgo que viví hace miles de años sufrí una infidelidad, lo cual originó en mí el miedo a que me volvieran a fallar. Pese a mis propios condicionamientos, me casé y volví a creer en el amor porque mi prioridad la tenía muy clara. En mi proyecto de vida me veía con un esposo y dos hijos, tenía muy claro que lo quería así, que tomé ese riesgo y me embarqué en la aventura del matrimonio y he logrado aprender mucho del proceso. Sin embargo, he conocido amigas que, a raíz de una traición, se ha creado en ellas la creencia de que no vale la pena volver a arriesgarse y al final esa experiencia las ha llevado a estar solteras y no quieren volver a enamorarse, y viven contando la historia y reviviendo la herida.

El sistema de creencias tiene mucha influencia en las decisiones que tomes y, por lo tanto, determina la consecución de los resultados de tus proyectos, por lo que te animo a que hagas introspección para detectar cinco creencias que tengas de este tipo para que puedas identificarlas y sanarlas para que no te limiten más a la hora de llevar a cabo ese gran sueño.

6
Rueda de la vida

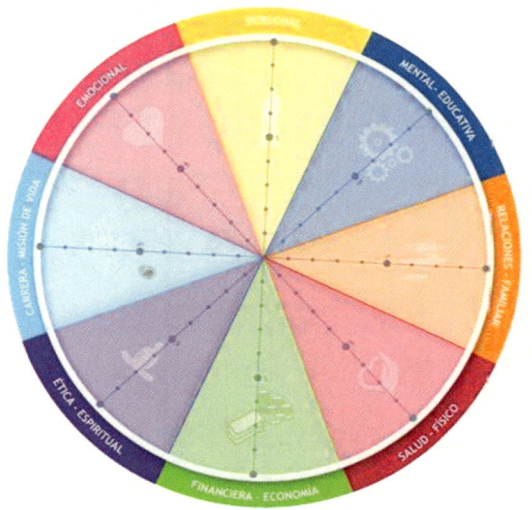

Ya conoces tu pasión, ya descubriste tu misión. Entonces, ¿qué área quieres expandir? Veámoslo en todas las áreas de tu vida para ir expandiendo de una forma equilibrada y que tu vida gire sobre ruedas.

Yo llevo la rueda de la vida, es muy conocida, pero a pesar de ello no todos la practican y quienes la llevamos a cabo nos damos cuenta de que es en la práctica deliberada en donde podemos aplicarla con excelencia, así que te enseñaré cómo es y cómo utilizar esta herramienta de *coaching*.

Si te fijas en la figura, puedes observar que hay distintas áreas o roles en donde puedes vivir en tu día a día, por lo que te pido que la personalices. En cada una de las porciones escoge tus roles según tus prioridades y califica con una nota que vaya del 1 al 10, en donde el 1 significa que necesitas mejorar con gran urgencia y el 10 es que todo va superbién. Analiza y sé muy sincero en la nota que te pongas y empieza por mejorar aquella área en la que tengas menor nota. La idea es que puedes ir equilibrando tu vida y que te reevalúes de una semana a la otra, pues lo que no se mide no se puede mejorar y en este caso es preferible que trates de tener todas en una misma nota. Por decir un ejemplo, en todas las áreas un 7; esto va a permitir que esa rueda gire y te automejores y crezcas expandiendo así en cada área tu zona de confort.

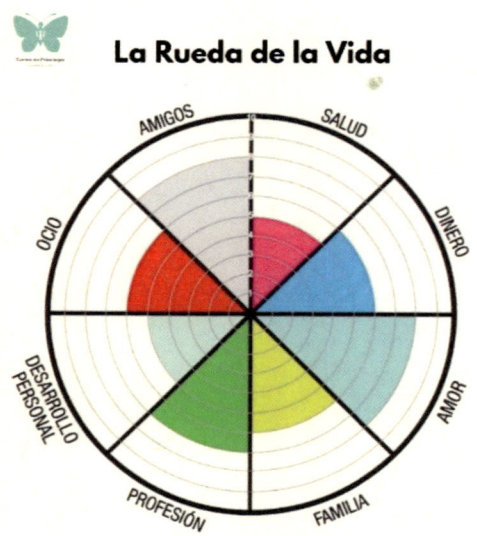

La Rueda de la Vida

En los próximos capítulos te hablaré de cómo se puede ir expandiendo área por área para que no te agobies y tengas una línea de ruta de lo que podrías hacer.

Rueda de la vida por prioridades

Empezaré en orden de mis prioridades de mayor a menor:

- **Prioridad número 1: mi relación personal con Dios**

La Biblia te da una superreceta de cómo puedes hacer que el conocimiento no te lleve a perderte, en el sentido de que te vuelvas alguien con un ego muy grandote y poca práctica. La receta está en 2 Pedro 1, 510: «Vosotros también, poniendo toda diligencia por esto mismo, añadid a vuestra fe, virtud; a la virtud, conocimiento; al conocimiento, dominio propio; al dominio propio, paciencia; a la paciencia, piedad; a la piedad, afecto fraternal, y al afecto fraternal, amor.

Porque si estas cosas están en vosotros y abundan, no os dejarán estar ociosos ni sin fruto en cuanto al conocimiento de nuestro Señor Jesucristo.

Pero el que no tiene estas cosas tiene la vista muy corta; es ciego, habiendo olvidado la purificación de sus antiguos pecados.

Por lo cual, hermanos, tanto más procurad hacer firme vuestra vocación y elección; porque haciendo estas cosas, no caeréis jamás».

Me encanta y reta el amor, del cual habla esta palabra. Es ese amor de un nivel muy alto del cual Jesús nos habló y se trata de llegar a amar a nuestros enemigos.

Me ha hecho un clic mental cuando menciona qué pasará si no aplicamos la receta, y el precio es que tendremos la vista corta, pasará desapercibido el mundo espiritual que es tan real como nuestro mundo material en el que vivimos ahorita mismo; y como nos quedemos es este cuerpo y no nos enfoquemos en el espíritu, estaremos limitados por nuestra propia carne: el cuerpo.

Por lo que vale la pena leer la Biblia, que es la forma en la que Él nos habla. Podemos ser esforzados y valientes de cara a lograr la lectura de la Biblia, y no se trata de leerla por leerla y ya, sino de ser precedida por fe y virtud y de seguir añadiendo los ingredientes de la receta que son dominio propio, paciencia, afecto fraternal y amor.

Mis metas de procedimiento: leer la Biblia todos los días, meditar en su palabra y aplicarla en mi familia y en mi entorno, con mis pacientes. Actuar como Jesús actuaría, quien es mi máximo referente, y con mis alumnos teniendo esa paciencia, como Dios manda.

Plan de acción: oración a las tres de la mañana y lectura de un capítulo, más meditación de esa lectura cada día de mi vida.

Recompensa: para reforzar mi conducta, me hago felicitaciones al espejo, más disfrute de ayudar a otros a través de llevar y compartir Su amor y palabra en mi entorno, el cual al momento son miles de personas, pero aspiro algún día a llegar a millones y billones de personas para poder realizar parte de la gran Comisión en una visión del Reino.

Algo que quiero resaltar es el hecho de que si todas estas cosas están en nosotros, no nos dejarán estar ociosos y daremos fruto en cuanto al conocimiento de Nuestro Señor Jesucristo.

La forma en que veo la practicidad es que cuando llegamos a los pies de Cristo (pues nuestro cerebro nos lleva a conformarnos con estar ocupando el asiento de una congregación, pero no somos capaces de levantarnos), movidos por ese amor, llevamos el mensaje de salvación a nuestro entorno y nuestro cerebro haragán, pues nos juega una mala pasada y trata de mantenernos en el asiento diciéndonos que a lo mejor no somos suficientes para compartir de Dios con alguien más, o a veces nos susurra que no somos Santos y que no tenemos la solvencia moral para compartir el mensaje de Salvación.

Pero ante tal acusación y para callar esa vocecita, yo respondo con palabra, así como hizo Jesús y digo: «Abogado, tengo delante de Dios y sigo, y voy contra todo pronóstico como siempre, porque sé que ya me ha querido frenar antes y que debo actuar, a pesar del qué dirán, porque mi gran objetivo en este sentido es agradar a Dios y al vencer he expandido mi zona de confort».

Además, querido lector, le pido a Dios y a mis hijos que me hagan ver si en algún momento me he quedado con la gloria y si notan que me esté limitando mi ego, ¡avísenme! Pues todo lo que hago se lo debo a Dios y la gloria es y será para Él, pues es Él quien me ha permitido conocer todo lo que acá te explico y te desvelo.

• **Prioridad número 2: mi relación conmigo**

Por un lapso de mi vida estuve deprimida, y consciente de que estaba deprimida, agarré coraje y me propuse salir de ese estado a toda costa, por lo que en un plazo de seis meses había salido de esa depresión y la había superado.

Lo cierto es que más adelante pasé por una depresión sin ser consciente, pero me sorprendía frecuentemente renegando o quejándome de todo, fijándome en lo que no tenía, regañando a medio mundo, a mis hijos, a mis pacientes; peleaba con mis jefes, con mis alumnos y con mi esposo. Me había convertido sin querer en una persona tóxica y no me daba cuenta, pues había llegado a automatizar esa vida y mi cerebro me recompensaba al hacer eso y ser tóxica para mí era premiado con dopamina y algunas veces me refugiaba con la comida. Llegué a tener sobrepeso y no me sentía feliz, había descuidado mi salud y, de repente, algo me hizo despertar en un momento de lucidez; entre tanta ceguera me di cuenta de que algo estaba pasando frente a mi nariz y lo sospechaba, pero había muchas dudas de si aquello estaba sucediendo o no. Y ante la duda, y con mi corazonada de mujer, empecé a investigar y como el que busca encuentra, pues encontré. Más adelante te daré el detalle, pero eso fue un golpe bajo que me hizo darme cuenta de que estaba descuidada, de que me había deprimido y de que era la depresión la que me hacía comer, pues como inicialmente me quejaba, esto llevaba a aumentar la dopamina, y la verdad no quería ser así. Es por eso que reemplacé la queja por la comida y, bueno, me engordé. Y lo hacía como toda buena persona y engañada por mi cerebro que me quería mantener en la zona cómoda.

Me envolvía con la gabacha de médico y con eso tapaba las libritas de más, luego me di cuenta de que no era suficiente, así que me compré una faja que me apretaba el abdomen, la cual fue una mala inversión porque no la soportaba, no era cómoda ji, ji. Y por fin se me ocurrió pedir ayuda porque intenté hacer dieta por mi cuenta y mi intento en varias ocasiones fue fallido. Entonces conocí a Melvin Coach, quien me dio una dieta especial, más entrenamiento. Inicialmente, la dieta la encontré un poco loca, Melvin me dio una dieta que iba en contra de las dietas restrictivas que yo conocía, así que me tocó desaprender lo que conocí en la Escuela de Medicina y empecé a hacer la típica dieta fitness, un terreno totalmente nuevo para mí. Pero, en fin, no quiero darte más detalles de dieta aún, ya que te lo explicaré en otro capítulo. Lo cierto, y con lo que quiero que te quedes por el momento, es que «saber que no sabía» me llevó a hacer la clásica búsqueda en internet de cómo calcular tu propia dieta y cómo realizar la sentadilla perfecta, así es como inició un crecimiento personal bárbaro, pues conocí ahí a David Marchante, le compré un certificado de «Entrenador powerexplosive» y luego conocí a Guillermo Ogalla.

Ellos me enseñaron sobre la comunicación de alto impacto y abrí los ojos nuevamente. Descubro mucho sobre mí, ya que uno de los grandes secretos para comunicar e impactar a tu audiencia es el autoconocimiento, término aceptado que ya conocía de oídas, pero no lo había vivido. Realicé un máster de mí y llegué a conocer mi luz y mi sombra, a aceptarme tal cual soy, y descubrí que la felicidad me la generaba estar en constante mejora, por lo que mientras estaba estudiando Medicina, y luego Medicina Interna, sentía que estaba creciendo, pero cuando de repente me vi como internista, cristiana, casada y con dos hijos guapos dije «ya está, ya alcance mis metas, aquí ya no hay más». Y, bueno, mi sueño de ser cardióloga lo bloqueé rápidamente porque ya no tenía la edad ni el tiempo y no me había tomado la molestia de trazarme nuevos objetivos, pensaba que ya no podría ser más, ya que mi vida familiar no me lo permitía y que darle todo a mi familia eso era mi recompensa, y que debía sacrificar cualquier sueño, pues ya tenía una familia. Sin embargo, al ir más allá y ver mi caso fuera de la caja pude darme cuenta de que me estaba dando el papel de víctima, pues el hecho de no mejorar e ir a por todas por un sueño me frustraba y quienes tenían la culpa eran «ellos». Viví por un tiempo un poquito amargada y no estaba haciendo feliz a mi familia, sino que los trataba mal y ellos no se merecían eso, por lo que cambié a un modo responsable de ver mi situación y esto me hizo ver que yo tenía culpa en aquello que me ocurría y aunque en su momento eso le dolió a mi ego, a su vez, ese dolor, ese sufrimiento me hacía crecer, así que solo era un dolor de crecimiento, por lo que empecé a tomar una actitud diferente: empecé a trazarme nuevas metas y objetivos potentes, fui mejorando y siento que he crecido en el ámbito espiritual y personal, y eso me hace disfrutar más del presente y ser feliz hoy, siendo una mejor persona cada día que da lo mejor de sí a sus familiares y su entorno. Me he dotado de nuevos hábitos que me generan dopamina, que es la hormona de la felicidad, y no es que ya lo logro dominar por completo, pero lo cierto es que ahora estoy menos en la queja y más en el agradecimiento a Dios, pues Él es bueno todo el tiempo.

Me cuido la dieta priorizando en la salud antes que lo estético, que también. He adquirido el hábito del ejercicio con un enfoque en objetivos de rendimiento y no de resultados. Esto me ayuda a disfrutar del proceso y sigo el paso a paso de expandirme de manera tal que logre estar fuera de mi zona cómoda, donde llegué a sentir dolor para que ese músculo crezca y crezca, pero, eso sí, sin llegar a la rabdomiólisis, que es un término que denota ya una destrucción muscular patológica y ya no la tan anhelada transformación. Pero sé hasta dónde mi cuerpo es capaz si no me reto. Así que siempre que emprendas algo, huye de estar cómodo, pues si te acomodas ya no habrá progreso y, bueno, pues acá la importancia de conocerte a ti mismo de confiar en ti. Y si tienes la ayuda de un *coach*, te hará ir más rápido, pues no sé si te ha pasado que en ocasiones te retas un poquitín y no en el máximo de tus posibilidades, ya que tu cerebro te está continuamente sobreprotegiendo y, bueno, ya con un *coach* vas más rápido, pues confías. En el caso de que tu ejercicio sea hacer sentadillas y quieras progresar de verdad, tienes que apalancarte en esa experiencia que tiene tu *coach* (en esta área de manera muy especial y profesional cuento con la ayuda de mi amigo Melvin Zavaleta). Hay que confiar en el proceso, aunque al principio no comprendas, o como me paso a mí una vez en mis primeros entrenamientos en donde de solo de ver la carga me hice una lesión de tipo profecía autocumplida. Vi la carga y pensé «me voy a lesionar, es mucho peso» y, bueno, ya saben lo que sucedió: presenté dolor intenso en mi espalda, me preocupé y fui a consultar.

Ya en el hospital, me toman una radiografía de columna lumbar y al verla me preocupé un poco más, y fíjate que, aun siendo médico, interpreté mal ese examen, pues el dolor que sentía limitó mi destreza diagnóstica, pero bueno le llevé la radiografía al médico que me la había indicado y, nada, él la observa y me dice «no tienes nada». Yo, en ese momento, era la clásica paciente y le pregunto: «Pero ¿por qué se ve desviada la columna?». Y me dice: «Pues parece rectecita, mamita», y en ese momento tengo un clic mental donde caigo en la cuenta de que solo se trataba de una posición antiálgica, es decir, que para evitar el dolor, mi cuerpo compensaba con un cambio postural y, bueno, en ese momento se abrió una puerta a la posibilidad de no tener nada grave y para mí fue genial abrir esa opción a mejorar y me acordé de conceptos básicos como que el dolor no es igual al daño y de que, por lo tanto, aunque me doliera en diez no quería decir que tuviera un daño en diez. Ese momento me llevó a no encariñarme con el dolor y pasé por un proceso de desensibilización, que consiste en que poco a poco me voy exponiendo, en este caso, a ese ejercicio en particular, pero con menos carga y progresivamente iremos aumentando la carga hasta que por fin lleguemos a la normalidad y, bueno, eso me llevó a confiar más en el *coach* y a hacerle caso, aun sin entenderlo al principio.

Aparte, me cuido porque mi cuerpo es templo y morada del Espíritu Santo. Son muchísimas razones de peso para levantar pesas, ¿no crees?

Te agrego por acá otra de las razones importantes de entrenar con pesas: te aumenta no solo la masa muscular, sino la masa ósea, de tal manera que disminuye el riesgo de osteoporosis, sobre todo en la mujer.

El beneficio de lo estético que secundariamente te lleva a mejorar tu autoestima, ¡guau, es ¡increíble! Te lo recomiendo, elige tu deporte favorito, el que quieras, pero no te quedes en el sofá. ¡Deja la zona cómoda!

La recompensa: mirarte en el espejo y ver esa transformación realmente merece la pena. No te fijes solo en la pesa, ya que muchas veces es traicionera y no refleja el cambio, pues a mí me pasó que después de tres meses de un régimen de entrenamiento y dieta no había disminución en mi peso y, bueno, al menos al mirarme en el espejo, notaba la tableta de chocolate ja, ja, ja, es broma.

Bien, apliquemos el paso a paso:

2.1. **Pon a Dios primero**: cuídate porque tu templo es morada del Espíritu Santo, y queremos lo mejor para Él.

2.2. **Sueña en grande**: apunta a la luna y alcanzarás las estrellas. En este paso lo que yo hice fue ver a una de mis máximas referentes de un «cuerpazo» y, bueno, traté de visualizarme alcanzando esa figura de revista. Obviamente no la logré, pero me inspiró y algo logré transformar, «sacar las líneas», ji, ji. Además, seguimos en el proceso, pues mientras hay vida, hay esperanza, y cada día es un día más de mejora.

2.3. **Pon fecha**: acá opté por aplicar un poco los conceptos de cómo crear un hábito, el clásico 63 días. Así que escribí en un cuaderno las libras que pesaba al llegar a esa fecha. Te pido que hagas una pausa, agarres un cuaderno y si aún no has iniciado, suma 63 días a la fecha actual, así ya tienes una fecha y tienes un microcompromiso. Además, esto de la fecha es importante, pues como dicen en el emprendimiento: «Una idea se convierte en proyecto cuando ya le pones fecha».

2.4. **Cambia tus pensamientos limitantes a pensamientos potenciadores**: haz una lista de las creencias que tienes en torno a la dieta, el ejercicio, el peso ideal y lo que hasta hoy te impide lograr tu sueño del cuerpo ideal. Una vez que tienes esta lista, redacta en positivo. No uses el «no», pues tu cerebro va a pensar mucho en eso que le estás pidiendo que no haga, por lo tanto, ingéniatelas por buscar la palabra correcta.

2.5. **Quita tus metas cortoplacistas**: no vayas a creer que me estoy contradiciendo, pues te dije antes que eligieras una fecha. Con eso, lo que va a suceder es que si lo cumples y realizas esa práctica deliberada, obviamente llegarás a formarte el hábito. Sin embargo, deberás planear en este momento lo que quieres lograr de aquí a unos cinco o diez años. Y solo así podrás perseverar cuando aquella meta que te habías trazado no la hayas alcanzado aún y sabrás, para entonces, pensar en grande pero en más tiempo porque el éxito no se da así de brazos cruzados, y porque Roma no se construyó en tres días. Y es que todo lleva su proceso, y a la vez vas a aprender a disfrutar del proceso, pues no vas a estar pensando que serás feliz hasta que lo consigas, sino que desde ya disfruta lo que haces como yo lo disfruto. No lo hago sola, tengo el apoyo de Dios, en primer lugar, y de mis amigos y *coach*, dándome ánimo y el *feedback* necesario para continuar, aparte de mis ganas de seguir contribuyendo, y persevero en el proceso, ya que, como recompensa a seguir el proceso, el resultado un día llegará.

2.6. **Programa tus objetivos SMART (específicos, medibles, alcanzables, retadores y con límite de tiempo)**: un buen objetivo de peso para que te haga perseverar, a pesar de que un día no te dé la gana hacerlo. Acá, en este contexto, uno de mis grandes motivos es el estar saludable y llegar a mi segunda juventud muy ágil e independiente. Puedes parar la lectura y hacer una lista de entre cinco y diez buenos y potentes objetivos, algo que a ti te ayude a actuar hasta en esos días en los que no te encuentras motivado.

2.7. **Visualízate logrando esas metas y tu cerebro encontrará la manera**: como previamente lo programaste, él encontrará la manera de lograrlo, ya que a nuestro cerebro le gusta mucho resolver acertijos. Y, además, cuando creas algo en tu mente, tu cerebro se la cree y se rebusca para que se dé. Es una puerta que le abres a esa posibilidad.

2.8. **Estúdiate a ti mismo**: es bueno analizar qué cosas te han hecho fallar y saber cómo te hablas cuando no logras los resultados. O si sabes qué es lo que te frena, puedes adelantarte a los hechos y evitar esos factores que no suman, por ejemplo, que estés haciendo ejercicio en el cuarto y que de repente la cama te llame y dejes de realizar el ejercicio por irte a tu zona cómoda, ¡la *commodity*!

2.9. **Gestiona tu tiempo**: lo que a mí me ayuda es realizar el ejercicio a una misma hora. Además, mientras estoy en el *gym* a veces me sorprendo distraída o muy platicona, pero en la medida en la que se le aumentan las cargas, pues ya me voy enfocando un poco más, aparte de que esa conexión entre el cerebro y tus músculos se ve fortalecida en el proceso y la práctica deliberada. Obviamente, los resultados en tu cuerpo y mente no se harán esperar. Soy una persona que, debido a los múltiples roles, no puedo darme el lujo de entrenar por varias horas, pero, vamos, si voy a ir solo una hora, debo estar más enfocada y reducir al mínimo el tiempo de recuperación entre series, y desde que llego al *gym* ya tengo claro mis objetivos para ese día. Además, cuando toca descanso en casa, sácale el máximo partido a ese momento. Puedes hacerlo de forma natural o con suplementos que te lleven a tener ese sueño reparador.

2.10. **Disciplina**: el término *per se* es el conjunto de normas o reglas cuyo cumplimiento constante te lleva a un resultado. En este contexto debes ser constante y esforzado, entrenando en el *gym* y comiendo saludable, aun en esos días en los que no estás motivado. Pues la motivación es una droga y no tienes que estar bajo su efecto siempre, mantén esa forma consciente de pasar a la acción.

- **Prioridad número 3: familia**

Me encanta la familia que Dios me ha dado y estoy agradecida con Él porque le pedí con lujo de detalle, y cada cosa Él me la fue concediendo. Eso sí quiero lo mejor para mis hijos y muchas veces acepto que tiendo a sobreprotegerlos.

Acá es muy útil ser consciente y autocrítico. Aunque aparentemente todo va bien, podría no ser así, así que en este enfoque a la familia hay que hacer preguntas y tener la madurez de aceptar lo que sea y como sea.

Por ejemplo, a tu hijo no basta con preguntarle «¿qué tal tu día?», y por el hecho de que él te diga «bien», ya creértelo y que eres la mejor madre del mundo, sino que puedes profundizar más en el tema preguntando «¿por qué sientes que te ha ido bien?», «¿crees que vas a salir bien en "x" evaluación?», «¿qué preguntas sentiste que fallaste?», y saber escuchar a tus hijos. Además, es muy útil saber interpretar el lenguaje no verbal, y que tus acciones estén a la altura de sus etapas y siempre desde el amor, enseñándole el amor a Dios y pedir sabiduría divina para que ellos no se aparten del buen camino que es Cristo Jesús. Corregirles desde el amor y no desde el ego.

Corrigiendo algunos malos hábitos que pudimos haber heredado de nuestros padres e irlos sustituyendo por buenos hábitos. Abrazarlos, darles tiempo de calidad y aceptar nuestros errores, cosa que a mi ego le cuesta. Estas cosas harán que ellos tengan confianza en nosotros y podamos influenciarlos positivamente y enseñarles a ser responsables y no víctimas.

En una ocasión, mi hijo Josué cuando estaba en parvulario se distrajo viendo una mariposa. Le llamó mucho la atención y súbitamente salió del aula al patio, donde se encontraba la mariposa. No se percató de la grada que había en la salida del salón, se fue de bruces contra el suelo y se raspó la rodilla. Después la maestra salió a su encuentro, mientras él dice al mismo tiempo que da golpes al suelo: «Suelo malo, suelo malo». Cuando Josué me contó la historia le dije que debía fijarse más y no salir del salón súbitamente. Esto lo llevó a que él vea su error, de manera que desde pequeño sea responsable de sus actos y no se acostumbre a culpar a algo externo, como en este caso el «suelo malo».

Que sean buenos cristianos, que sean excelentes profesionales, que aprendan Marketing y Comunicación de Alto Impacto.

Que mis hijos salven sus almas y sepan que todo lo podemos en Cristo, porque Él nos fortalece.

Enseñarles a honrar a su padre y a su madre, ya que es un mandamiento con promesa, y así, de paso, pues que me consientan y me apapachen ellos a mí ja, ja, ja.

Mi hijo Rafa es un adolescente muy lindo con unas conductas que me sorprenden: muy maduro algunas veces y actualmente pasando un proceso de quebrantamiento en su salud. Usé esa palabra, pues literalmente se fracturó el peroné jugando fútbol, y eso fue hace tres días y desde que el doctor Eduardo Acevedo, un ortopeda de prestigio acá en mi país, le da la noticia de la fractura en el peroné derecho. Solo abrió más los ojitos y lo tomó con una muy buena actitud, mientras le colocaban el yeso. Fue muy valiente, apenas un poco el gesto de dolor, y ha estado yendo a su colegio así con muletas, incluso iba de actor principal en la obra de Romeo y Julieta y le van a agregar una escena a la obra en donde Romeo se fracturó. En lo académico, ha decidido pasar con mejores notas este periodo (su gran sueño es ser piloto aviador), ha aceptado su situación actual con una actitud muy de modo guerrero, confiando en que todo va a estar bien sin renegar.

Y yo, pues, de entrada no me la tomé con calma, sino que pasé por un momento de ansiedad por no saber cómo íbamos a salir de todo aquel proceso. Tanto así, que perdí un poco mi capacidad de asombro ante un lindo detalle que Dios tuvo con nosotros: cuando llegué del hospital el día que le colocaron el yeso a Rafa, mi hijo Josué me pidió que le muestre la radiografía y se la enseñé y comencé a explicarle los detalles que estábamos viendo. Él, asustado, ve un detalle debajo del peroné y yo le expliqué que era un huesito que Rafa tenía de más y ni había terminado de decirlo cuando mi hijo respondió muy alegre y sorprendido, dijo «qué crack», y luego me detuve a ver que justamente ese hueso estaba formando un pequeño soporte debajo y a un lado del sitio de la fractura, por lo que esta no se desalineó.

«Bendito Dios, pues eso hace que el problema sea menor, estará cinco semanas con el yeso y él ha aceptado la situación». Eso a mí me tranquilizó, además Josué tiene un gran espíritu de servicio y le alcanza todo lo que él pueda y que su hermano necesita, pues dice que está muy agradecido con su hermano mayor de tanto que le ayuda en las tareas; y eso me llena de satisfacción y le doy la gloria y la honra a Dios. Él tiene el control y yo me rindo a su amor.

Y de esta pequeña anécdota podemos ver que Dios es particularmente especial con nosotros y que hasta de las cosas aparentemente malas, hasta esas cosas son para bien, pues he visto a mis hijos y a mi familia más unida.

Josué es un niño muy inteligente y siervo del Señor. En ocasiones le cuento algún problema para ponerlo en contexto, pero él escuchando muy activamente no solo me permite expresarme, sino que también me da una dirección o una solución, con lo cual me tranquiliza y a la vez me sorprende. Su sueño es ser futbolista profesional, así que ya inició su proceso de aprendizaje trabajando de forma integral en una escuela de fútbol que se llama Tóldense.

Con mi mami tengo una relación extraordinaria. Se llama Francisca y me ha motivado a soñar en grande, me ha acompañado en esos momentos difíciles y ha celebrado conmigo los éxitos y momentos felices. La admiro mucho y le agradezco el haber dado la milla extra conmigo; me enseñó a orar y a comunicarme directamente con Dios, lo cual me ha llevado a ser la persona que soy hoy en día, una guerrera. Y si de guerreras hablamos, no puedo dejar de mencionar a mi abuelita, mi mamá Tona, como todos le conocen, quien me enseñó a leer y a multiplicar cuando apenas tenía cuatro años, eso sí, a la antigua escuela.

- **Prioridad número 4: mi relación con mi esposo**

¡Guau, guau! Mi amado esposo, Nahum Barrera, es un hombre atractivo, alto, con rasgos muy especiales. En una palabra, guapísimo. Le he pedido permiso para contar nuestra historia de amor, de cómo nos conocimos, de cómo él fue flechando mi corazón y de cómo le costó conquistarme desde el corazón. Créeme, pasaron dos años para tener ese momento de tomarnos un café, para escribir una historia de amor tan hermosa que, bueno, para construirla ha costado sexo, perdón y lágrimas. De hecho, aceptó que por un tiempo mis consejos hacia parejas que pasaban alguna crisis matrimonial fueran antibíblicos y le pido perdón a Dios. Ahora trato de revertir el daño y por ello no quiero saltarme la parte tóxica, pues he comprendido que si el Obstáculo es el camino, el que yo haya pasado por ello, a lo mejor por ahí esté mi vocación. Dios tiene maneras muy particulares de hablarnos, hay que estar muy atentos.

Esta parte me toca pero muy, muy de cerca. De hecho, un área donde he sido muy probada y mi subconsciente aprendió desde que estaba en el vientre de mi madre es que es mejor soltera que mal acompañada. Por ponerte un ejemplo de la creencia aprendida y de cómo esta se ha transformado por misericordia de Dios, por lo tanto, puedo decir que he llorado, me he frustrado e incluso en mi resentimiento me hacía como una mujer tóxica a quien no le salió la historia del príncipe azul desde mi padre y luego en el noviazgo y luego en el matrimonio. Le generé de joven a mi príncipe azul unas expectativas muy altas, de manera que los pretendientes se vieran reprobados ante mis expectativas para seguir con aquella frase de «mejor solo que mal acompañado». Pero ahora entiendo por qué los hombres tienen que contarnos una historia muy chula que a nosotras las mujeres nos deslumbre y, bueno, si es que él (mi esposo), muy experto, llegó con unas historias muy bonitas que por ratos parecían películas, luego llevaban un poco de acción. Cuando reaccioné, ya la relación había avanzado bastante y empezaba a desvelar algunas cosas. Hasta ahí yo lo veía como un caballero montado en un caballo blanco y, de repente, ya una vez que ya soy su esposa, se van revelando cosas de su personalidad que no se habían dejado ver. El mismo día de la noche de boda me revela un secreto que por respeto a él no lo revelaré, pero pensó: «Hoy ya firmo, así que la dejaré ver este detalle». En esa ocasión, dije: «Bueno, a eso le hago frente, pues ya firmé ja, ja, ja». Era algo leve y llevadero, gracias a Dios. Las mujeres que leen este libro saben que tendemos a tener muy altas las expectativas de lo que esperamos de nuestro esposo y luego no te encuentras preparada para aceptar la realidad, esto se llama «error de predicción». Me imagino que él también se fue desencantando al inicio, pues yo tampoco le dejé ver algunas cosas. Eso sí, nosotras de una manera subconsciente, pero al haber sido educados en diferentes culturas, diferentes formas de expresar el amor, no estábamos hablando el mismo lenguaje de amor y, total, el que resiste, se resiente; y el que siente, sana. Algo que soy capaz de ver ahora, antes no. Llegué a creer que era una mujer perfecta cuando era soltera, pero ni por asomo, él hizo que saliera a luz la Evelin Tóxica. No me daba cuenta, lo hacía en piloto automático y en una de esas de estire y encoge, pues cada uno pasó confundido y por un tiempo mi estado fue de modo víctima: me contaba una historia muy triste donde yo era superbuena con él y él el malo de la película. Ni yo ni él queríamos ceder, pero para no aburrirlos sobre como salimos de esta Guerra Fría, les contaré una metáfora:

Un día me tocaba hacer turno en el hospital y a mi esposo también. Por aquel entonces no tenía quien me cuidara a los niños, la única opción más cercana era mi suegra en Chalchuapa, que estaba a catorce kilómetros. Dicho en minutos y manejando la supermami que deseaba llegar a tiempo al trabajo eran veinte minutos. Así que me voy a traerla en modo mami y cuando veníamos de regreso empieza a llover y al vehículo no le funcionaba un criko, justamente el del lado del conductor, y, ya se imaginarán, yo miraba los postes de mi lado para no chocar contra ellos y es que como pongas tu mirada ahí lo que va a suceder es que te vas a ir a dar con esos postes. Así que ya casi chocaba con esos postes, pero Dios, en su infinita misericordia, me despejó la carretera y los demás conductores también me tuvieron misericordia, me esperaron a que me apartara hacia la calzada para esperar a que la lluvia pasara. Le llamé a mi jefa, la doctora Eva, para comentarle el contratiempo. Ese día aprendí la moraleja que me dejó, y es que como pongas tu mirada en el poste donde no quieres impactar, el auto va a ir hacia esa dirección.

Cuando me casé tenía una experiencia previa donde me habían traicionado, un noviazgo de ocho años en el que había planes de boda, pero de la noche a la mañana terminó por una infidelidad. Así que cuando me casé me juré a mí misma que no lo iba a volver a pasar en el matrimonio y ¿qué creen? Lo dejo a su imaginación.

Lo cierto es que aprendí mucho de esa experiencia, una prueba dolorosa, pero acá, además de llorar, elegí pasar el proceso del perdón, lo cual, en su debido momento cuando todo está muy reciente, no te nace hacer, pues una herida profunda que llega al alma y el deseo inicial es que esta persona lo pague, lo quieres demandar, de hecho. Lo odias, pero te preguntarás: ¿cómo perdonas?, ¿cómo pasas del odio al amor incondicional?, ¿cómo pasas de estar en modo víctima a modo guerrero?, ¿cómo puedo encontrar la solución?, ¿quieres ser parte de la solución?

Los tres grandes aprendizajes fueron:

Dios es el que debe estar de número 1, en nuestro corazón, después voy yo y luego mi esposo.

Descubrí que a pesar de todo lo amaba y él a mí. Esto fue revelador, pues durante la prueba tu ego está dañado y la vista tan obnubilada que puedes desear no amarlo, o que de tanto dolor que te ha causado, lo que menos quieres es aceptar que lo amas o que debes perdonar.

Mi tercer gran aprendizaje es que todo lo que pasa bajo el cielo tiene una razón y Dios está en control.

Cuando pasas por un proceso de infidelidad, el que se ve apuñalado directamente es tu ego y es parecido a cuando tienes una pérdida de un ser querido, pues significa en este último caso que te han dejado a ti. El ego siempre se lo toma muy personal y como Dios quiere lo mejor para ti, te va limando ese ego que te impide ver sus propósitos en tu vida, así que sé con toda certeza que si no es así, no despierto y hubiese continuado siendo esclava de mi ego. Todo esto me llevó a conocer el mundo de la mejora personal y obtuve la creencia potenciadora de que reinventarme es urgente y fue gracias a este proceso que se me quita la venda de los ojos y me descubro a mí misma, y cada día soy mejor que ayer. He dejado de vivir la vida en piloto automático y he creado un canal de YouTube llamado @DraEstradaSalud, en el cual ya estamos mi equipo y yo a punto de llegar a los 1500 suscriptores. En este canal aporto mucho valor a la comunidad en relación con temas de mentalidad, salud y estilos de vida saludables. He escrito este libro, Expandiendo tu zona de confort, programas como médico integral, «Vive Consciente», y el producto de alto ticket al que le pongo mucho amor y con el que he logrado con la ayuda de Dios transformar cientos de vidas, se trata del *coaching* de comunicación de alto impacto. Y se viene el mayor de los infoproductos que he soñado y es... ¡ta, ta, ta, ta, tan, ta, ta! Redoble de tambores: programa y mentoría «Amor Incondicional». Mi esposo, muy valientemente, me pidió perdón con la verdad por delante (eso me impactó mucho) y la palabra de Dios dice que Él alcanzará misericordia, por lo que lo perdone y comprendí que no había intención directa en causarme daño y asumí parte de la responsabilidad en el problema, para formar parte de la solución, y empecé a mejorar como persona, con lo cual dejé de ser celosa y de necesitar validación constante y esto me llevó a ser más segura y mejorar como esposa.

Me imagino junto a mi esposo José Nahum Barrera dando conferencias por todo el mundo y contando nuestra historia sobre cómo Dios puso orden en nuestra relación y sobre cómo ahora podemos disfrutar más de nuestra relación e inspiramos así a más y más parejas, dando ejemplo de que realmente sí se puede, eso sí, hay que estar dispuesto a pagar el precio.

Paso número 1 de la solución: pon a Dios primero

Mujeres que leen este libro, Dios nos ha dejado una gran responsabilidad y estamos capacitadas en nuestro ADN. Está todo preparado para que hagamos uso de esa sabiduría divina, pues en Proverbios 14, 1 dice: «La mujer sabia edifica la casa, mas la necia con sus manos la desparrama» y ahora, pues, del lado de nosotras, la responsabilidad y tenemos ese superpoder de edificar con convicción, que nuestros esposos son fieles, son excelentes personas, siervos de Dios y vamos a crear eso, es solo cuestión de cambiar nuestros pensamientos y creencias al respecto. Llamar a las cosas que no son, como si ya fuesen y un día si lo crees, lo creas en el nombre de Jesús.

Me encanta vivir la vida con pasión, pues nos va forjando y nos va preparado para ser «la esposa». Voy a iniciar la solución, pues con una espada de dos filos (la Biblia) se nos muestra la mayor historia de amor incondicional que ha sido capaz de partir la historia del mundo en dos: antes y después de Cristo. El amor que tiene un nivel más alto donde ya colocamos más alto el listón.

¡Esposos, amen a sus esposas como Cristo amó a su Iglesia hasta el punto de morir en la cruz del calvario! Oh, Señor, muchísimas gracias. Nunca sabré cuánto costó, pues sin merecerlo Tú lo hiciste por el bien de la humanidad.

Esposas, respeten a sus esposos, como conviene en el Señor (Colosenses 3, 18).

Y es que acá te das cuenta de que ya te cuesta un poco más y definir ese amor va a estar más retador, y no se diga vivirlo. Te das cuenta del listón más alto, puedes creer que no podrás; de hecho, el enemigo puede venderte esa idea, a tal grado de ni siquiera intentarlo.

Dios es primero, a Él voy a amarle por sobre todas las cosas. Fácil de escribir, difícil en ocasiones de hacer; es más, ni siquiera eres consciente de que le has quitado el número 1 a Dios y has puesto en su lugar a tu esposo. Y Dios es un Dios celoso que ha dicho que va a hacer y hará. Si tienes a tu marido endiosado, Él te lo mostrará y vas a darte cuenta de que confiaban más en el canal y no en la fuente. Él es especialista en poner orden y te demostrará de lo que puede ser capaz. Tu dios, con «d» minúscula, tú decides si hacerlo por las buenas o a golpes, pero si Dios te ha tomado como hijo, Él te va a hacer que cambies, y ya sabes: no es casualidad es causalidad.

Mujeres, la prioridad número uno que bíblicamente debemos cubrirle al esposo es el respeto.

Hombres, la prioridad número 1 que hay que cubrirle a la esposa es el amor, y a las mujeres nos encanta que nos lo digan. No basta con otro lenguaje en donde debamos entender que nos amáis solo porque nos disteis para la cena. Por eso, en el noviazgo estábamos bien, pues los hombres, en su modo conquista, eran capaces de hablar mucho *storytelling* y nos dicen justamente lo que queremos escuchar. Música, dulce música.

Paso número 2 de la solución: sueña en grande

Sueña en grande, porque para cosas grandes hemos nacido y visualízate. Hay un gran poder en ti de crear en tu mente las cosas para que después se creen en la realidad y te daré un ejemplo de mi caso.

Si tienes un sueño más grande que tú, en el que buscas contribuir y ayudar a la comunidad cristiana, vivir su matrimonio con ese amor bíblico, amor incondicional, que da miedo a veces, pero como todos buenos héroes vamos a actuar, a pesar del miedo y vamos a crear en nuestra mente la escena con lujo de detalle, pues a nuestro cerebro le gustan las cosas claras y nos veo a mi esposo y a mí en viajes dando conferencias por el mundo para decirles que el creador del matrimonio es Dios y que, por lo tanto, su Espíritu Santo de poder y amor lo respalda, por lo que confiemos en Él y dejémonos guiar por Él de forma activa en oración y fe para poder disfrutar el matrimonio como Dios manda.

Paso número 3 de la solución: ponle fecha de caducidad a tu sueño

Iremos, mi esposo y yo, transformándonos en esas personas y compartiremos, a partir de nuestro próximo aniversario de bodas (28 de septiembre de 2024), nuestra historia con nuestra iglesia y luego con otras iglesias de nuestra localidad.

Por darte un pequeño *preview* de lo que se viene.

Paso número 4 de la solución: combatir creencias limitantes en torno a los pensamientos negativos que puedan surgir, en cuanto al matrimonio, y cambiarlas a positivo

Aprovechar las mañanas y por la noche durante cinco o diez minutos, al menos cinco veces por semana.

Paso número 5 de la solución: quita la mentalidad cortoplacista

Pues las cosas grandes no se logran de la noche a la mañana; trabajando desde el desapego y apegándonos más al proceso y disfrutando el proceso. Tenemos el sueño, lo convertimos a proyecto, pero si no se logra para la fecha propuesta habrá que trabajar la aceptación, ya que la última palabra la tiene Dios y Él sabrá lo mejor para nosotros y cuándo nos conviene recibir aquello que pedimos. Si al final la respuesta de Dios es un «no», aceptar que sí con todo su amor. Ese «no» es para protegernos. Además, recuerda que habíamos soñado en grande y tienes que apuntar a la luna y alcanzarás las estrellas, pero acepta y agradécelo porque el resultado es bueno, y qué mayor éxito que en un hogar todos nos respetemos, que nos expresemos libremente y que reine el amor incondicional.

Paso número 6 de la solución: programar los objetivos SMART

Esto te permite darle mayor especificidad y enfoque para saber a qué punto exacto tienes que llegar, aterrizar y planear algo que esté a tu alcance pero que, aun así, te implique cierto reto, pues si no, estarás condenado otra vez a caer en la rutina y eso para un matrimonio es aburrir la relación, y, ya sabes, no vamos a depender totalmente de la dopamina, pero sí vamos a tener buenos momentos para evocarlos para tiempos de crisis, siempre desde el respeto y el amor, siempre que la intención sea la de resolver. Eso se percibe y es mágico, ver cómo el amor echa afuera todo el temor.

Paso número 7 de la solución: visualízate con lujo de detalle

Visualízate alcanzando la meta. Es decir, verte desde ya viviendo ese amor incondicional, construyendo los dos esa relación matrimonial metiéndole a esa cuenta esfuerzos de los dos para cuando haya tiempos difíciles, pues van a hacer uso de esas reservas.

Esa noche del noveno aniversario, caminando bajo la lluvia, reímos mucho, nos divertimos, la cena estaba superdeliciosa y la compañía aún más. Él usará una loción que particularmente me encanta: «Exquisita esa fragancia»; toca mis manos y yo toco sus manos y nos enamoramos cada día más y más, y cada día será extraordinario que tengamos hábitos saludables en nuestra relación. Nos decimos los detalles que de repente no nos gusten del otro, pero precedidos de la frase «sabes que te amo» para que sepamos que, aunque lo que sigue es aclarar algo que no nos gustó o que nos hizo sentir mal, nos amamos y eso no cambia lo que sentimos por el otro. De esta manera soy más clara con él y él conmigo y mejoramos nuestra relación cada día, sin acumular resentimientos, sino sintiendo para aliviarnos después y disfrutando cada momento juntos. Sé que el matrimonio es una institución creada por Dios y que, por lo tanto, funciona y amo la frase de Unidad que dice que «seremos una sola carne», y es que lo que yo haga o sienta él también lo va a sentir y viceversa. Así que, a amarnos, a respetarnos y a disfrutar de esta relación con un nivel más elevado de conciencia y en modo guerrero activado, ¡mujeres y hombres de oración!

Fortalece y restaura tu matrimonio con armas espirituales: oración, ayuno, congregación y lectura del manual para la vida que Dios nos dio, la Biblia. La cual estamos llamados a vivirla y según logremos poner en práctica así cosecharemos matrimonio de tres dobleces, cosecharemos matrimonios felices de corazón y muy presenciales ja, ja, ja, lo cual va a servir de ejemplo para mis hijos, mis nietos o nietas y para muchísimas más familias que puedan poner en práctica al menos un 20 % de lo que acá te cuento, y continúo en esa ferviente mejora de la relación; eso sí, desde el amor. El amor todo lo supera.

• Prioridad número 5: amistad

Siempre dando lo mejor de ti. Recuerda que va de personas y en este punto te hablaré de salir de tu zona de confort con los amigos, con tus compañeros de trabajo y con tus jefes. Solemos tener muchas reservas de cara a generar nuevas amistades, pues tenemos miedo de abrir nuestro corazón y que de alguna manera puedan lastimarte. Existe también el miedo al rechazo, con lo cual tratamos de mantenernos en la zona cómoda y decidimos seguir con esos amigos de la juventud y les consideramos amigos, a pesar de que nosotros les enviamos un mensaje y ellos nos estén dejando en visto. Nos da miedo reestructurar y actualizar la lista por miedo al rechazo o a la soledad.

Una de las frases que me encantan y que la he internalizado los últimos años es: «Eres la media de las cinco personas con las que pasas más tiempo». Esta frase me ha llevado a conocer personas y a elegir si ellos van a estar en esa cotizada lista y, vaya, he conocido excelentes personas que con el tiempo y con mucho amor incondicional y desde la abundancia, no en la desesperación, forman parte de una lista muy potenciadora de amigos y amigas. No daré nombres de mi top ten de mejores amigos, pero vamos, tú estás ahí. Además, querido lector, estoy abriendo mi corazón contando cosas muy personales, pero que sé que de alguna manera contribuirán a tu crecimiento.

Soy una persona segura, ya no le temo al rechazo, no le temo a la traición, pues sé que cuando una persona me dice «no», ellos se lo pierden, y si doy mi opinión de un caso en particular, pues soy yo misma, sin importar que algunos están de acuerdo. Como sabes, es bien difícil que le caigamos bien a todos y no podemos esclavizarnos a caerle bien a todo el mundo, eso es muy desgastante y egocéntrico a la vez.

Mi mejor amigo, Jesús, predicaba un mensaje disruptivo. Tanto, que uno de sus discípulos le hizo ver que el mensaje era muy duro y que la gente le estaba dejando de seguir, y a Jesús no le importo, y les dijo: «¿Qué pasa?, ¿quieren irse también ustedes?». No necesitamos cambiar de color solo para caer bien, debemos ser genuinos y solo así vamos a poder darnos el lujo de permitir que se nos acerquen las personas con las que verdaderamente conectamos y desde ahí elegir a nuestros mejores amigos de forma más especial, según nuestra forma de ser e intereses, valores y creencias en común.

Además, en esta era digital, podemos abrir más el abanico de posibilidades de conexión con amigos del alma. Uno de mis mejores amigos, a quien le conozco de hace rato (tres años, aproximadamente), es de otro país y aún no le he conocido en persona, pero nos reunimos de manera virtual por Zoom y hasta hemos cantado juntos. Se llama Guillermo Ogalla y ha sido mi *coach* en comunicación, de lo cual estoy muy agradecida. Además, me capacitó para escribir este libro.

Mi gran amigo Luis Mario es bastante especial, pues compartimos el deseo de ayudar a las personas desde el enfoque médico y espiritual. Ya no me baso en cosas vanas, sino que soy capaz de ver cualidades y valores que hacen de él una persona de confianza.

Mi gran amiga Eva a quien le tengo mucho cariño y admiración y de ella he aprendido mucho, compartimos historias y logros académicos, pero sobre todo, y más importante aún, la misma fe.

Además, es mi jefa en los turnos y es una buena líder que trabaja a la par de los mortales, no solo se dedica a dar órdenes y es muy acertada en las decisiones.

Ofelia, Roxy y Claudia son amigas desde la carrera de Medicina. En ocasiones de dificultad estamos ahí a la orden para apoyarnos unidas por una amistad estelar: las ves cuando más la necesitas.

• Prioridad número 6: trabajo

Hemos sido condicionados desde la universidad a ser trabajadores por cuenta ajena y no nos enseñan a tener la mentalidad de empresario, de poder evolucionar en esta manera de trabajar menos y ganar más, de aprovechar tu conocimiento para ponerlo al servicio a los demás para recibir un agradecimiento, el cual se traducirá en dinero porque vender es ayudar.

Acá quiero destacar que para expandir mi zona de confort, pues no la he tenido fácil, ya que he tenido que resetear mi mente. Antes creía que para ser una médica exitosa bastaba con leer únicamente los libros de Medicina. He tenido que cambiar mis paradigmas al respecto, dotándome de habilidades transversales que me ayuden a dar ese salto cuántico de creer que se puede vivir de tu pasión y monetizarla, que se puede ganar en un mes lo que antes ganabas en un año. Lo primero que tienes que hacer es creer porque al creértelo y repetírtelo hasta el cansancio hará que tu mente subconsciente lo ponga en práctica y, por lo tanto, al tener acciones diferentes podrás obtener resultados diferentes; ese trabajo ideal y fantástico a través del cual ayudes a mucha gente y esto va alineado con la voluntad de Dios, pues a Él le gusta que los dones que nos da los pongamos al servicio de los demás.

He trabajado en tres hospitales de mi región y en el que estoy actualmente hay mucha acción. Sin embargo, ver tantos pacientes con patologías graves me genera mucha adrenalina y dopamina, y pasamos mucho rato apagando fuegos porque estamos en la unidad de emergencia, pero cuando la adrenalina baja es momento de un buen *feedback* para ir evolucionando y luego mejorar.

En cuanto a poner el foco en cómo dar ese salto cuántico, acá te doy el paso a paso:

2.1. **Pon a Dios primero**

Para lograr el trabajo exitoso partimos desde la gratitud, pues a Él le gusta que seamos agradecidos. Entonces agradezco, en primer lugar, lo que tengo, pues todo se lo debo a Él y reconozco y conecto con todos los éxitos que al momento tengo, pues el éxito se construye a base del éxito. Luego me planteo desde el desapego, tiro de mi imaginación: cuál es ese punto ideal, esa meta que suena inalcanzable al inicio, pero que es lo que más anhelo, y agradezco por ello ya en tiempo presente. Practico el hábito de visualizarme alcanzando ese trabajo ideal con lujo de detalle.

2.b. Pon fecha

Acá opté por aplicar el concepto de «Roma no se hizo en tres días», y que lo bueno cuesta, por lo que habrá que ser un poco considerado y estratégico. Aparte, si se trata de tu meta ideal o sueño inalcanzable, entonces ayudará a quitar esa mentalidad cortoplacista, ya que si quieres llegar a vivir de tu pasión quiero que sepas que va a ser un largo proceso y que nadie se lo salta, por lo que habrá que desglosar el gran sueño en pequeños pasos o etapas para ir poniendo fechas, pues, ¿cómo se come un gran dinosaurio? ¡Se come por partes!

Si eres de los que trabaja por cuenta ajena, habrá que trabajar bajo la mentalidad de «deja siempre una pata» y cuidar tu trabajo actual, haciendo bien tu trabajo de manera que no pases desapercibido, pues lo harás tan bien que no podrán ignorarte. Así que disfruta de tu trabajo actual, pero a la vez trabaja en tus momentos libres en tu emprendimiento y aprovecha lo que la vida te ponga a tu paso, así como las oportunidades y ve creando poco a poco un traslape entre tu trabajo actual y el emprendimiento de tus sueños. Pon fecha para cada una de las etapas de manera que esa fecha te genere un microcompromiso. Además, esto de la fecha es importante, pues como dicen en el emprendimiento: «Una idea se convierte en proyecto cuando ya le pones fecha».

2.3. Cambia tus creencias limitantes a creencias potenciadoras

Haz una lista de las creencias que tienes en torno al trabajo y emprendimiento. Por ejemplo, una creencia puede ser que a mí los clientes me deben buscar, otra es que a la gente no le gusta comprar en línea, otra es casi no vendo, otra es que la medicina no se puede monetizar, otra es que el profesional que vende sus ideas es un vendehúmos, etc.

Ponte música tranquila e instrumental y haz introspección para escribir todas esas creencias negativas que al día de hoy te dejan paralizado para que no pases a la acción. Escríbelas en una lista de diez o más y luego redáctalas con antónimos para que, según la ley de los polos opuestos, puedas pasar de esas creencias limitantes a potenciadoras. Hay dos formas de cambiar nuestro paradigma: uno es por un acontecimiento de alto impacto, como, por ejemplo, cuando alguien fuma y el doctor le da la noticia al paciente de que si no deja el cigarrillo puede perderse la boda de sus hijos, y ante ese impacto emocional el paciente abandona ese mal hábito. La otra forma de cambiar tu paradigma es a base de la repetición, de tal manera que puedes ir influenciándote, repitiéndote la nueva creencia que quieres adquirir en este contexto, como ejemplo, vender es ayudar, soy abundante en salud, dinero y amor, soy un excelente vendedor, tengo muchos clientes, los pacientes sanan después de hablar conmigo, las personas transforman su vida después de comprar mis mentorías, y así muchísimos más ejemplos. Crea los tuyos y repítelos para que cambies tus paradigmas porque son estos los que controlan tu vida e inconscientemente nuestro comportamiento.

2.4. Programa tus objetivos SMART (específicos, medibles, alcanzables, retadores y con límite de tiempo)

Siempre tenlo en mente: créalo, escríbelo en una tarjeta en un modo presente y con gratitud, por ejemplo, estoy feliz y agradecida ahora que soy una conferencista de talla internacional y ayudo a miles de personas a ser resilientes para que en la prueba alcancen su mejor versión para diciembre de 2024.

2.5. Visualízate

Logrando esas metas y tu cerebro encontrará la manera, según el modo en el que previamente lo programaste, él encontrará la manera de lograrlo.

2.6. Estúdiate a ti mismo

Es bueno analizar qué cosas te han hecho fallar y saber cómo te hablas cuando no logras los resultados, o si sabes qué es lo que te frena. Puedes adelantarte a los hechos y evitar esos factores que no suman, por ejemplo, que estés quejándote constantemente porque no estás en el trabajo ideal, haciendo lo que tú quieres y ganando las cifras que tú quieres. Detente y frena ese mal hábito, pues tu cerebro está tan acostumbrando que muchas veces no es consciente, y si no tomas conciencia no podrás cambiarlo, pero tampoco basta con que lo sepas, debes actuar. Al pillarte quejándote, frena tu lengua, no lo digas y trata de expresar gratitud y paz para que estés en sintonía con el universo, pues la gratitud es la que te conectará con la abundancia.

2.7. Gestiona tu tiempo

Acá he tenido la creencia limitante de hacer más, pero, ojo, menos es más y más es menos. No por hacer más estoy siendo más productivo, sino que el arte acá está en quitar actividades y enfocarte en hacer esas otras que sí o sí son imprescindibles para avanzar hacia tu trabajo soñado. Haz un diario de actividades y anota en cuáles te distrajiste o en qué actividad hubiese sido dispensable. Por eso, hazte consciente y responsable de ese gran sueño y haz solamente las actividades que sean esenciales y programa dentro de tu agenda laboral momentos de ocio, pero que sean de tipo ocio activo, como ir a una playa o una montaña, y relájate, deléitate disfrutando de observar con asombro y delicadeza las maravillas que Dios nos ha dejado. Evita el ocio pasivo, como estar tirado en el sofá viendo televisión y aceptar lo que nos quieran transmitir, ver cualquier cosa que pueda minar nuestro subconsciente..., etc.

2.8. Disciplina

Siendo sinceros, hay días en los que no hay motivación, por lo que te invito a que no dependas de la droga de la motivación. Al inicio está genial que actúes solo cuando estés motivado o que te tengas que ver un video de motivación, pero a la vez ve creando la disciplina de estar en tu trabajo actual a la vez que avanzas en el trabajo de tus sueños, aun cuando no tengas ganas, pues verás que la recompensa es el éxito mismo. Además, la disciplina le gana al talento, por lo que esfuérzate de manera que vayas creando el hábito y persevera asociando disfrute al proceso.

Actúa y repite los procesos una y otra vez hasta que a tu subconsciente no le quede otra que rendirse y puedas sobrepasar la barrera del terror. Así, alcanzarás un día la libertad financiera, y este ciclo de automejora, siempre desde la abundancia, lo puedes continuar replicando para que no te estanques y te plantees nuevos retos y especializaciones. Sin descuidar lo esencial, disfrutando de cada etapa en el proceso, pasando por la zona creativa y luego una zona de innovación y con total gratitud, fluyendo con lo que venga porque sabes que todo lo que pase estará bien.

7
Necesidades básicas de los seres humanos

Quiero hablarte acá de que todo lo que aparentemente necesitas son ilusiones ópticas porque cuando tienes a Dios en tu corazón no necesitas nada más, por lo que Él es el único capaz de llenar cualquier vacío, y solo si internalizas esto podrás vibrar desde la abundancia hacia cualquier proyecto que de repente te traces. Sin embargo, con fines prácticos y teóricos, quiero mostrarte la pirámide de necesidades según Maslow.

Es bueno conocerla para ubicar en qué nivel estás y de qué manera puedes retarte a avanzar hacia el siguiente peldaño, pero desde el desapego, sin expectativas y sabiendo de entrada que ya lo tenemos todo. No necesitas demostrar nada, simplemente, en este proceso de ir avanzando, es que te perfeccionas y a lo mejor salen a la luz detalles o defectos a pulir para ir mejorando, evolucionando hasta llegar a la autorrealización.

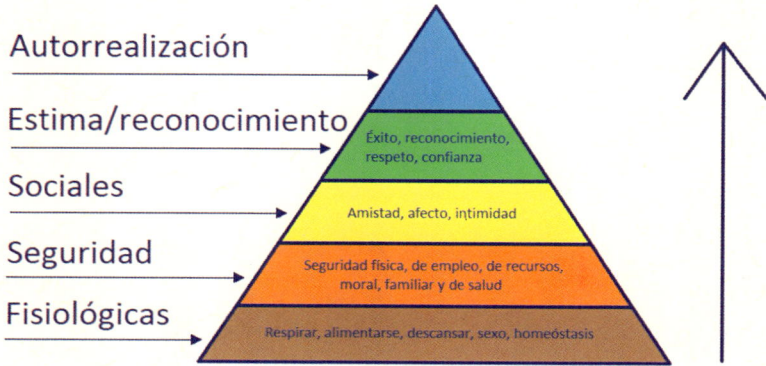

Definición de la pirámide de Maslow: la pirámide de Maslow es una pirámide que distingue entre las necesidades más básicas del ser humano, las fisiológicas, hasta las más elevadas, como, por ejemplo, las relacionadas con la autorrealización y trascendencia.

Según esta pirámide y sus distintos niveles, puedes hacer un diagnóstico para saber en qué punto te encuentras y de esta manera subir cada peldaño. En el contexto de expandir tu zona de confort vamos a crecer en la medida en que adquieras conciencia. Si tienes alguna necesidad de nivel 1 sin resolver, como no tener lo básico en cuanto a satisfacer la necesidad de salud o sexo, son de las cosas un tanto primitivas. Aun así, analizo qué cosas me hacen falta cubrir, pero conecto con el agradecimiento, avanzo, no me dejo estancar, sino que voy más allá a sentirme plena en Dios y desde ahí total abundancia y tiro de nuevos proyectos.

Si sabes que lo que necesitas para ser feliz, está en ti. Cuando comprendí esto, pude disfrutar y ser feliz desde ya porque lo tengo todo, lo demás es vanidad y consumismo. Hay que tener cuidado con no dejarnos llevar por ilusiones ópticas y detectar la realidad, la verdad. Jesús dijo: «Yo soy el camino, la verdad y la vida». No te quiero decir con esto que te valgan las cosas materiales, sino que te enfoques en lo esencial y a partir de ahí te propongas mejorar todas y cada una de las áreas de tu vida, pues en el proceso va a haber crecimiento.

El primer nivel trata de las necesidades fisiológicas de la persona tales como beber, comer, dormir, etc. Son nuestros instintos más básicos y prácticamente todo el mundo, en nuestra sociedad occidental, tiene cubierto este nivel. Solo hay que ir a la nevera o echarse una siesta para que nuestras necesidades primarias estén cubiertas.

El segundo nivel representa las sensaciones de seguridad. Responde a una necesidad de orden en el mundo, una oportunidad para trabajar, de tener recursos mínimos, de encajar en la sociedad. Una persona que se ha quedado en el paro o que no llega a fin de mes oscilará muy a menudo en este nivel hasta que vuelva a sentir la seguridad de unos ingresos estables.

El tercer nivel es el de las necesidades sociales que se traducen en las ganas de estar en contacto con otra gente. También el amor, la amistad y la familia pertenecen a este grado. Si tenemos amigos que nos cuidan, una familia que nos arropa, un entorno laboral respetuoso y agradable, tenemos nuestras necesidades de afiliación cubiertas y probablemente las damos por sentadas de forma inconsciente.

Además, en cuanto a las relaciones, y según mi rueda de la vida, ayudará a darle la prioridad a Dios. Para que, estando en el centro de nuestro corazón, ponga en orden todo lo demás y no vayamos a encariñarnos más con un ser humano y vaya a evolucionar después a dependencia emocional.

En el cuarto nivel se encuentra la necesidad de ser apreciado, respetado y de ser alguien importante. Aquí entramos ya en niveles de desarrollo personal más avanzado, en el cual buscamos algo más que el simple hecho de tener nuestras necesidades materiales cubiertas. Todos aquellos que tienen bien asentados los tres primeros niveles podrán toda su energía y esfuerzo por desarrollar y cubrir este tipo de necesidades de reconocimiento social.

Por último, en el nivel más alto se encuentran las necesidades de autorrealización y el desarrollo de las necesidades internas, el desarrollo espiritual, moral, la búsqueda de una misión en la vida, el trabajo y la ayuda desinteresada hacia los demás, etc.

Ascender un escalón o bajar otro no es un proceso irreversible. Todos nosotros estamos durante toda nuestra vida, o la mayor parte de ella, moviéndonos entre varios niveles según sea nuestra realidad exterior (por ejemplo, si hemos tenido una vida muy estable y dedicada a la motivación) durante años porque teníamos todo lo que necesitábamos, y de repente nos quedamos sin trabajo. Probablemente, nuestra energía y esfuerzo se vayan del nivel 5 directamente al nivel 2, hasta que restauremos la seguridad que nos da un trabajo o una pertenencia social determinada.

Es por ello que es muy recomendable evaluar qué necesidades aún no tenemos cubiertas de los niveles inferiores para poder dedicar más tiempo a nuestro desarrollo personal. Hay que poner prioridades y saber reconocer qué es lo que nos falta, para asentar nuestra vida sobre bases sólidas en las que los cimientos estén bien fijos y asegurados, de manera que podamos irnos al último piso de nuestro rascacielos a contemplar tranquilamente el paisaje y continuar creando nuevos proyectos desde la abundancia.

8
Pasa a la acción y no procrastines

Procrastinar es el hábito de dejar las cosas para después, y al final no hacemos lo que dijimos que haríamos

Te voy a compartir las claves para evadir lo que la mente te dicta, pues ella está en un plan de ahorrar energía y tenerte en la zona de confort. Sé consciente a partir de hoy y detecta cuándo tu mente te diga que no por evitarte gastar energía. ¡Ve y hazlo!, y juégale la mente a tu mente.

La primera clave, amigo/a, es ir por tu gran sueño, eso que parece imposible. Ir realmente por lo que tú quieres hará que tengas energía y motivación porque es lo que te apasiona y sabes que Dios nos ha creado para cosas grandes. Así que imagina que es ese sueño que parece imposible y agradécelo desde ya en tiempo presente y ve por él. ¡Actúa desde ya!

La segunda clave es priorizar, ser un vigilante de tu tiempo y estar muy atento durante veinticuatro horas. Puedes hacer un diario describiendo cada actividad que hagas con su respectivo tiempo, así serás consciente de en qué te gastas tu tiempo, luego crea una lista de las actividades que alinearás a Dios y a ese gran sueño. Analiza lo que hiciste en esas veinticuatro horas, qué cosas han valido la pena realizar y qué cosas no han sido necesarias. Aquí la clave es detectar y planear esas tres o cuatro actividades que te acercan a tu sueño y ser constante, en que cada día que pase hayas realizado al menos cinco de las actividades que te lleven a materializar tu sueño.

Priorizar en actividades vitales, pues la Biblia dice que para todo hay tiempo, así que es cuestión de prioridades. ¿Y sabes por qué procrastinamos? Porque no nos gusta el cambio, no nos gusta sufrir, no nos gusta gastar energía, así que activa tu voluntad.

«Él comenzó la buena y Él la terminará. Hay que hacer las cosas espirituales, son prioridad» (Filipenses 1,6).

«Los que aceptan mis mandamientos y los obedecen son los que me aman» (Juan 14,21). Esto es vital para mantener el corazón limpio y sano.

«Guarda tu corazón con toda diligencia, porque de él mana la vida» (Proverbios 4,23). A mi criterio personal, imagino que el centro del alma está en el corazón. Esto es un poco basado en lo que he leído y en el hecho de que cuando he tenido una herida del alma me duele precisamente el área precordial (detrás del esternón), también veo muchos pacientes con heridas del alma y su queja es de dolor en área precordial.

«Ni siquiera sabéis lo que será mañana. Porque, ¿qué es vuestra vida? Ciertamente, es un vapor que aparece por un poco de tiempo y luego se desvanece. En lugar de lo cual deberíais decir: "Si el Señor quiere, viviremos y haremos"» (1 de Santiago 4, 1415).

La tercera clave es que logres cambiar tu paradigma a base de la repetición, ya sea oral o escrita de forma constante y así una vez el subconsciente sepa y lo internalice, al cuerpo no le quede de otra que hacerlo. Como ejemplo de esto te quiero contar que mi hijo

Josué, de ocho años, tenía por costumbre no ponerse el cinturón de seguridad del vehículo hasta que yo se lo pidiera, por lo que un día le dejé la tarea de que hacer una plana de cien líneas con la frase «Siempre debo ponerme el cinturón».

Y a partir de ese día él lo internalizó y tengo ya seis meses que han transcurrido, y le observo y siempre se pone el cinturón, en piloto automático.

La regla de los 5 segundos. Tu cerebro va a intentar boicotear y justificar el que tú no hagas determinada acción, tu mente trata de que no gastes energía, y una de las técnicas es la de exagerar y dramatizar tanto para que no realices dicha actividad, como, por ejemplo, ir a correr por las mañanas. Tu mente te va a decir «para, que te vas a levantar, tendrás que ponerte el suéter buscar los zapatos y debe estar el clima superfrío», pero inicias tu conteo de 1, 2, 3, 4, 5 y lo haces.

Fenómeno de bola de nieve. Esta técnica consiste en que esa actividad que tanto estás postergando te la imagines en tu mente de pequeño tamaño, pero que conforme avanzan los días irá creciendo poco a poco hasta convertirse en una bola de nieve, por lo que caes en la necesidad de actuar porque se vuelve agobiante tener una bola de nieve en tu cabeza, así que acabas pasando a la acción.

Pasa a la acción masiva imperfecta. Si buscas estar preparado, nunca te vas a sentir preparado porque normalmente somos nuestro peor verdugo y, por lo tanto, nunca será el momento perfecto. De hecho, si seguimos postergando hacer ese programa online podría ser que alguien más lo haga antes que tú. Así que, toma acción. Me gusta también la frase «ante la falta de habilidad, aumenta la actividad».

Sé *coacheable*. A veces el compromiso con uno mismo no es suficiente y si te fijas, es tu propio cuerpo el que se va a resistir. Qué mejor ayuda que la de aquella persona que se ha preparado para poder potenciarlo y darte ese empujoncito que te haga mover el trasero para que tomes acción. Puedes también crear un compromiso con un amigo o con tu hijo acerca de realizar cierta actividad, y si no la realizas entonces dile que le darás, por ejemplo, 100 $, de manera que no hacerlo te cause más dolor que hacerlo. Recuerda, te mueves por dos motores: alejarte del dolor y acercarte al placer. Pero de estos dos, el más efectivo es el de alejarte del dolor.

Aplica lo que hasta acá has comprendido, de manera que te administres estos conceptos endovenosos, es decir, que se entere cada vena y cada célula tuya para que cambies tu paradigma, ya que cuando conoces algo estás retado a cumplirlo y llevarlo a la práctica para de esa manera darle vida a la palabra. Uno de los tips que yo he utilizado para cambiar mi paradigma es la repetición, por lo que puedes volver a leerte el capítulo y aplicar, aunque sea un 20 %, porque una onza de práctica vale más que una tonelada de teoría.

9
Caja de herramientas

Hemos nacido para cosas grandes y Dios nos hizo a imagen y semejanza y nos dotó de seis facultades mentales que nos ayudarán a desempeñar y materializar ese sueño que está en nuestra alma.

Lo que hace que vivamos de afuera hacia adentro son nuestros cinco sentidos y muchas veces vamos a necesitar cambiar esa programación y vivir de dentro hacia afuera y recordar que no es por vista, sino por fe.

También hay una alabanza que se llama Océano, la cual habla sobre cómo ante grandes retos vamos a necesitar a Dios. No podemos solos, pero Él nos dotó de grandes herramientas para lograr navegar en aguas profundas.

La caja de herramientas es nuestra mente y en ella están nuestras seis facultades mentales.

Y si tú lo crees, lo creas. ¿Estás ya en un nivel avanzado? El listón acá está más alto, ¿verdad?

Por eso Dios te ha dado estas superherramientas que están en tu mente para que seas capaz de materializar tu sueño.

La primera facultad mental es la facultad de la memoria

Hay personas que dicen: «Es que yo tengo una mala memoria». Sin embargo, no existe tal cosa. Lo que sí existen son memorias débiles o no entrenadas y memorias fuertes. Lo mismo ocurre con tus músculos: si los entrenas vas a estar fuerte y si no los entrenas, estarás débil.

Por lo que si hoy en día reconoces que tienes débil la memoria entrénala, invierte parte de tu tiempo en eso, pues ya sabes que lo que inviertes en tu cerebro te hará más productivo y eficiente. Al leer este libro y retarte a aprenderte algunas porciones, si lo asocias a alguna emoción, te hará anclar tu aprendizaje y con esto lograrás recordarlo por más tiempo. Ahora bien, si lo aplicas, ese aprendizaje estará muchísimo más internalizado.

La segunda facultad es la imaginación

Acá es de ser como un niño y tener esa imaginación sin límites. Como dijo Albert Einstein: «La imaginación es más importante que el conocimiento, porque el conocimiento tiene límites, pero la imaginación no». Esta herramienta crea un beneficio personal, pues no depende de los recursos externos. A veces nos cuesta más a los adultos porque normalmente estamos guiándonos y autolimitando nuestro sueño según como esté la cuenta bancaria, pero tienes que tener una mentalidad de reino y no limitarte ni a ti ni a tus hijos. Deja que ellos desarrollen al máximo la imaginación. Un niño ve una caja y para él es un cohete o algo que el hombre ni ha creado aún, pero todo lo que existe al día de hoy alguien se lo tuvo que imaginar, así que conviértete tú también un niño y ten fe para que luego lo generes al inicio en tu mente y luego a la realidad física, porque si lo crees, lo creas.

La tercera facultad mental es la razón

Esta es la facultad que nos conecta con el infinito y es la que programa nuestros pensamientos.

Lo cual me encanta, por lo que cuando pensamos, atraemos esa energía y podemos crear. Con esa energía creativa, ejercitamos cómo podemos hacer las cosas de mejor manera. Las cosas que tenemos han tenido que ser creadas dos veces: la primera cuando la creas en tu mente y la segunda cuando la materializas. Pensamos en imágenes.

Así, por ejemplo, si te digo que pienses en mamá se te vendrá a la mente la imagen de tu madre o la imagen de un momento juntas. Piensa en cómo te sentiste y siéntelo ahora, entiende la practicidad que estos pensamientos generan sentimientos y los sentimientos generan emociones y esa emoción te mueve a la acción y así sucesivamente. Estás en ese bucle de la generación de resultados. Si a día de hoy estás a gusto con los resultados, ¡súper!

Ejercitemos nuestra manera de pensar. No dejemos que nuestras condiciones o el mundo exterior dicte nuestra manera de pensar, no nos encariñemos con nuestros pensamientos, no nos vinculemos tanto con ellos. Mejor analicemos si están siendo positivos o negativos, y si son negativos entonces cambiémoslos a algo más potenciador ya con intención y de forma estratégica. Además, Dios en su palabra dice: «Mis pensamientos son mejores que los tuyos, planes de bien y no de mal tengo para con ustedes».

Otro regalo que quiero develarte es que pienses en ese gran sueño. Escríbelo y repítelo con felicidad y con esa energía de la sensación de estar ya viviéndolo para generar un bucle muy potente, creando esa nueva realidad que logre sentirte feliz con esa creencia y de esa manera mejorar tus sentimientos. A mejores sentimientos, mejores acciones que te llevan a tener mejores resultados. Con esto has roto el bucle de llegar a los resultados que tenías antes y estarás llegando a ese nuevo resultado, a ese gran sueño.

La cuarta facultad mental es la percepción

El dolor es necesario, el sufrimiento es opcional. Las cosas dolorosas de la vida son las que hacen que nos movamos. Es por eso por lo que son estas situaciones las que nos llevan a expandir nuestra zona de confort. Lo cierto es que no todas las personas son capaces de superar las pruebas, algunos caen en el intento y otras ni siquiera lo intentan. Te contaré la historia de un futbolista famoso entre cuyos hábitos está el de no ingerir bebidas alcohólicas. Tiene un hermano que ingiere bebidas alcohólicas y que hasta ha necesitado estar en rehabilitación a causa de ello. Un día les entrevistaron por separado a cada uno y le preguntan al futbolista: «Mira, ¿por qué no ingieres bebidas alcohólicas?», y él respondió que porque tenía un padre alcohólico y vio cómo el alcohol destrozó su salud. Tenía un espejo de lo que pasaría si bebía alcohol, y tomó la decisión de no ingerir bebidas alcohólicas. Cuando le preguntaron a su hermano por qué ingería bebidas alcohólicas, les respondió: «Es que tuve un padre alcohólico y ese fue el ejemplo que me influenció. Podemos ver acá claramente que la misma vivencia generó, según la percepción de cada uno, una respuesta diferente. Para uno fue potenciador, pero para el otro fue de perdición hasta cierto punto. Hazte experto en afinar tu percepción de manera que sea potenciador para ti, que te empodere y te haga salirte de la zona cómoda, y de esta manera salir de la prueba como una mejor persona con el objetivo de reducir nuestro ego para que podamos reflejar el carácter de Cristo. Así que tu percepción te puede estar lastrando o potenciando, analiza en qué punto está y si detectas que no te ayuda, puedes pedir ayuda para que alguien que esté fuera del problema te dé otro punto de vista que te lleve a cambiar el foco. Deja de victimizarte, pues así no lograrás cambiar nada, solo estarás perpetuando el bucle de la derrota.

Recuerda que no estás solo, Dios está contigo y Él es quien te puede ayudar en primer lugar, pero en segundo lugar están, por ejemplo, un pastor, un *coach*, un psicólogo o un amigo de confianza, que puede ser un mejor espejo que te refleje una manera más potenciadora de ver esa prueba y te haga de esta manera encontrarte aprobado en un modo guerrero y salgas fortalecido. Quiero aprovechar este momento para recomendarte mi programa **Calma al Alma**, en el que acompaño a personas en duelo para que atraviesen esta prueba acompañados y salgan fortalecidos, cambiando el enfoque de la prueba a tomar una actitud de guerrero ante una prueba de esta magnitud, al mejorar su percepción.

Porque esa reacción adversa por la que estás pasando podría o lastrarte o potenciarte. Tu vista puede estar obnubilada en esos momentos, pero las personas que estamos viendo tu situación desde afuera, por el hecho de estar en otro punto de vista, podemos ver por dónde puedes salir para que esa situación adversa no te hunda, sino que salgas fortalecida o fortalecido. Por el contrario, en estas situaciones de prueba, el maligno puede utilizarlas para ponerte en oferta salidas que aparentan ser fáciles y placenteras, pero a la larga estos son caminos de perdición, como, por ejemplo, la drogadicción y el alcoholismo.

Así que, afina tu percepción y toma la mejor decisión. En mi vida sufrí una reacción adversa ante la cual yo tenía mi verdad sobre cómo habían ocurrido las cosas. Cuando le conté mi versión a mis pastores, me explicaron que hay tres verdades: mi verdad, la verdad del otro y la verdad verdadera. Luego esto me hizo mejorar la historia de lo ocurrido con una mejor percepción, más cercana a la realidad y asumiendo parte de mi responsabilidad en el problema, porque solo si soy parte del problema, también seré parte de la solución.

Además, el modo víctima es una energía que vibra bajo y las personas no van a querer estar contigo. Quejarte y tenerte lástima son reacciones muy mortales, aunque parezcan muy lógicas y nos hagan sentir mejor, son contraproducentes. Mejor cambiemos el hábito de la queja por el de la gratitud, poniendo la mirada en lo que sí tenemos y a partir de ahí esforzarnos en fomentar nuestro carácter. En cuanto a los cristianos, la Biblia dice que desarrolla la fe. Piensa en un árbol que está en una selva tropical. Como tiene mucha agua a su disposición, no necesita extender tanto sus raíces, pues a unos pocos metros de profundidad encontrará agua.

Entonces, a la mínima tormenta podría ser derribado. En cambio, un árbol que se encuentre en una tierra hostil y árida, deberá echar raíces más profundas en busca de agua y ni siquiera un viento fuerte podrá derribar ese árbol. La Biblia nos pone de ejemplo la palmera porque sus raíces son muy profundas y siguen creciendo hasta que encuentran la roca y de esta manera cuando viene la tormenta se doblan de manera flexible y luego se ponen vertical y no las derriban.

La quinta facultad mental es la intuición

Un amigo me decía que la forma en la que le hablamos a Dios es a través de la oración, pero que Él nos responde a nosotros mediante la intuición. Ejercitemos esta facultad mental. Como en todo, al inicio probemos con alguien de confianza para ver si estamos en lo cierto con algunas cosas que intuimos. Y esta persona que no responda con sinceridad si acertamos o no, y de nuestra parte estemos atentos a que en las primeras de cambio podemos fallar, pero continuemos intentando. Según la Biblia, la intuición es un sentimiento interno que se desarrolla a medida que maduramos y que nos permite llegar a conclusiones sobre una situación antes de haber examinado todos los hechos.

Según la RAE, la intuición «es la facultad de comprender las cosas instantáneamente sin necesidad de razonamiento».

El pensar que solo las mujeres tenemos intuición es una creencia limitante, todos tenemos intuición; solo habrá que estar más atentos y ejercitarla. Buscar esos momentos de calma para escuchar su dulce voz. En ocasiones, hemos tenido presentimientos de cosas malas que nos pueden pasar si vamos por determinado camino, y a raíz de ese presentimiento ya no nos vamos por ahí y luego vemos en retrospectiva de lo que nos salvamos. Dios nos habla de distintas maneras y una de las formas es la intuición. Ejercítala y toma mejores decisiones.

La sexta y última facultad mental es la voluntad

Esta es la parte del alma que nos lleva a pasar a la acción. Hoy en día todo se activa con la voz, pero no con cualquier voz, es nuestra propia voz. Por eso, el Rey David educaba a su alma y le decía: «Bendice alma mía a Jehová y no olvides ninguno de sus beneficios» (Salmos 103:2). Además, sabes que con la palabra que llega al alma vas a lograr actuar, porque en el alma está la voluntad y es esta facultad la que te toca la emoción y te mueve a la acción. Entonces, a través de nuestra propia palabra y con ese gran sueño en la mente, ese resultado que tanto queremos para que adquiramos ese compromiso y que de tanto repetirlo a nuestra alma no le quede otra opción que llevarlo al plano físico. Podemos aplicar este conocimiento repitiéndole a nuestra alma una y otra vez, una y otra vez hasta que se lleve a la realidad.

Otro ejercicio para entrenar la voluntad es que fijes tu mirada en un punto en especial y te propongas estar viendo ese mismo punto durante dos minutos, por ejemplo, hasta que ese punto y tú se fundan en uno solo.

Otro ejemplo es que, aunque tengas hambre, que entrenes esa fuerza de voluntad de no dejarte llevar por tus neurotransmisores y recuerda que no solo de pan vive el hombre, sino de toda palabra que sale de la boca de Dios. Además, aplazar la recompensa de disfrutar de un alimento hoy te hará conectar a futuro con la sanación de tu cuerpo y tener por recompensa un cuerpo saludable.

Por ello, así como los cinco sentidos nos invitan a vivir de afuera hacia adentro, estas seis facultades mentales nos ayudan a vivir de adentro hacia afuera y estar expandiendo nuestra zona de confort. Son mares profundos en los que si nos dejamos llevar por nuestros cinco sentidos puede que fallemos, pero si actuamos utilizando nuestras facultades mentales, siempre de la mano de Dios y con perseverancia, lo vamos a lograr.

Ya lo tienes todo, sabes que hay ciertas cosas que, para saberlas bien, no basta con haberlas aprendido, así que aplica.

10
Estado de flow

Esta parte es mi favorita: el estado de *flow*. Cuando queremos aprender algo nuevo siempre vamos al inicio, a enfrentarnos con el miedo, luego excusas; y a medida que progresamos descubrimos que lo mejor de la vida está después del miedo. Pero en este caminar, y viendo nuestra lectura y nuestra vida en retrospectiva, podemos analizar que al principio no sabíamos, pero el nombre del juego se llama conciencia. Con el hecho de volverte consciente de que no sabes ya te vuelves enseñable en determinado tema.

Pero no podemos cambiar algo del subconsciente en el consciente, por lo que con saber todo lo que hasta acá estás aprendiendo no basta, sino que habrá que llevarlo nuevamente al subconsciente y es ahí donde este conocimiento se puede llegar a practicar una vez atravesado la barrera del terror. Por lo que, aparte del conocimiento, necesitarás fe y praxis.

Bien, el cuadrante más básico es el «inconsciente inconsciente». Es decir, no sabes que no sabes, pero cuando te expones a libros como este, al principio lograste darte cuenta. Es decir, pasas a ser consciente de que no sabes y luego avanzas a saber cómo sabes. Este es el tercer cuadrante, es decir, eres consciente de cómo estás formándote y del proceso de formación para fijar ese nuevo conocimiento en tu mente consciente, y la madre de los aprendizajes: la repetición al inicio, con esfuerzo. Más adelante, ya sale solo en automático, es decir, pasas al cuarto cuadrante y es que no sabes cómo sabes.

Este cuadrante es el estado de *flow*. Acá es donde sucede la magia. Es un estado mental en el que disfrutas al máximo enfocado e inmerso en una determinada actividad, participando activamente; y con tanto disfrute que hasta pierdes la noción del tiempo. Para poder estar en este estado hay que cumplir algunos criterios: haces lo que te apasiona, disfrutas del presente, estás evolucionando y aportando a los demás.

En mi caso, lo he logrado al comunicar temas de medicina interna y crecimiento personal, ya sea presencial o en línea. Amigo, te pido que busques qué actividades te hacen entrar en *flow* para que puedas intencionalmente practicarlas y también aprovechar este modo creativo, para vivir la vida con presencia y disfrutarla con gratitud a Dios porque a Él sea toda la gloria. Agradezco que hayas confiado en mí al leerte este libro y espero que te sirva.

11
Mentalismo
en acción

En algún momento de nuestras vidas todos nos enfrentamos a la pregunta crucial: ¿cómo podemos ser la mejor versión de nosotros mismos? Este capítulo no pretende ser una fórmula mágica, sino más bien una guía amigable en tu viaje hacia el desarrollo personal. A través de estas páginas, exploraremos juntos principios fundamentales que han transformado vidas y han guiado a muchas personas hacia un camino más significativo y pleno. Me presento, mi nombre es Rafael Posada, soy un joven de dieciséis años, actualmente cursando el último año del bachillerato en mi colegio, Liceo San Luis, en el cual me he mantenido durante toda mi carrera estudiantil. Te cuento desde ya que aspiro al próximo año a estudiar para ser un piloto aviador y vivir volando. En el camino te contaré más sobre esto. Tengo la bendición de ser hijo de la mamá más bella del mundo, como ya sabrás, la *coach* y doctora Evelin Estrada, la autora de este asombroso libro. A lo largo de mi desarrollo personal, es ella quien ha sido mi mentora, por lo que nunca he tenido problemas sociales o de estima, ya que ella ha desarrollado en mí una mente increíble. Ella siempre me ha dado muy buenas enseñanzas y no necesariamente se sienta y me entretiene horas en una charla, aprovecha en momentos tan sencillos como en el viaje camino al colegio. En esos diez minutos va enseñándome y desarrollando mi mente, y es que mamá no pierde el tiempo para dejarte una buena enseñanza. A veces me estoy alistando para salir a algún lugar y ella, mientras me habla de desarrollo personal, me da consejos de cómo ser una mejor persona, de cómo poder usar mi mente y ponerla a trabajar para así yo poder tener «la suerte» a mi favor. Pongo «suerte» entre comillas porque, en realidad, lo que hace que las cosas vayan de tu lado primeramente es Dios, soy un fiel creyente de Él y creo en que soy su hijo; he llegado a experimentar el hecho de tener una amistad con Dios en lo secreto, en lo íntimo y es algo superfantástico, ya que Él es mi mejor amigo y me ayuda, lo siento conmigo siempre y sé que puedo contar con Él siempre. Él es el que siempre está para apoyarme y corregirme cuando las cosas que estoy haciendo no están bien. En resumen, ¡te amo, Señor, jamás apartes tu presencia de mi vida! El segundo factor que hace que nosotros desde nuestra mente pongamos las cosas a nuestro favor o de nuestro lado es nuestro subconsciente y es que esto es muy poderoso y tenemos que saber usarlo responsablemente, como le dijo el tío Ben a Peter Parker: «Un gran poder conlleva una gran responsabilidad», y es que si te rodeas de cosas malas, si tu entorno es malo, tienes una actitud de perdedor, una actitud de no querer vivir tu vida, tu subconsciente allá en el fondo de tu cerebro, por más que desees algo si tu subconsciente no logra creerlo, ¡no obtendrás nada!

Hace unos días inicié a leer un nuevo libro, el cual te recomiendo, que se llama *El paradigma de la abundancia*. Una de sus frases que quiero compartirte con esto del subconsciente que cita dicho libro es: «**La ley de la atracción funciona, pero debes comprender sus aspectos más profundos, no obtienes necesariamente lo que deseas de manera consiente, sino que consigues lo que esperas o crees de un modo inconsciente**».

Pero para entender cómo saber utilizar tu modo inconsciente, primero tienes que expandir tu zona de confort, tal y como el título de este libro. Expándete y no tengas una mente cortoplacista, entrena tu cerebro y cuerpo y verás los cambios en tu vida.

Cuando decidí expandirme, uno de los métodos que utilicé fue el practicar las siete leyes universales en mi vida, acá te contaré cuáles son y cómo me ayudaron:

La ley de mentalismo

Esta sostiene que el universo es mental y que todo es mente. Te he hecho un resumen de cómo podrías aplicar este principio en tu vida, el cual yo he aplicado y me ha dado resultado en mi adolescencia:

a. **Ten conciencia de tus pensamientos**: reconoce que tus pensamientos tienen poder creativo. Observa y toma conciencia de tus pensamientos diarios, ya que estos contribuyen a la creación de tu realidad.

b. **Mantén un enfoque positivo**: intenta mantener una mentalidad positiva. Los pensamientos positivos pueden influir en tus experiencias y en la forma en que percibes el mundo a tu alrededor. Si haces lo contrario y tu enfoque y de lo que te rodeas es negativo, esto influirá en tus experiencias y en la manera en la que percibes el mundo.

c. **Visualización creativa**: utiliza la visualización para imaginar tus metas y deseos. Visualizarte logrando tus objetivos puede ayudarte a enfocar tu mente y energía en la manifestación de esos logros.

d. **Afirmaciones positivas:** practica el uso de afirmaciones positivas. Refuerza pensamientos y creencias positivas sobre ti mismo y tus capacidades a través de afirmaciones diarias.

e. **Autoconocimiento**: profundiza en tu autoconocimiento. Entender tus pensamientos, creencias y patrones mentales te permite trabajar conscientemente en cambiar aquellos que pueden estar limitándote.

f. **Meditación**: la meditación puede ayudarte a calmar tu mente y a conectar con un estado mental más elevado. Esto puede proporcionarte claridad y facilitar la conexión con la conciencia universal. En lo personal, te recomiendo que lo practiques una vez al día sin falta. Como mínimo te hará sentir más seguro de ti mismo y tendrás una mente clara a la hora de tomar decisiones.

g. **Responsabilidad personal**: reconoce que eres responsable de tus pensamientos y de cómo respondes a las situaciones. Asumir la responsabilidad te da el poder de cambiar y dirigir tu vida de manera más consciente.

Recuerda que, si bien la ley de mentalismo puede ofrecer una perspectiva valiosa, también es importante equilibrarla con la comprensión de otros principios y aspectos de tu vida, como las interacciones sociales, las emociones y las acciones concretas. La aplicación consciente de estos principios puede ayudarte a dirigir tu mente hacia la creación de una vida más positiva y significativa.

Conclusión

Independientemente de lo que decidas hacer con todos estos pasos para expandir tu zona de confort quiero que sepas que lo he escrito como una guía para que puedas alcanzar tu mejor versión. Tu elijes si aplicas lo que has aprendido eso te dará los beneficios de estar en constante mejora con lo cual disfrutaras más la vida y además te permitirá prevenir situaciones desbordantes que se salgan de control actuando proactivamente en lugar de ser reactivo.

Elige tú en orden de tus prioridades en que área iniciaras esa expansión controlada, no entres en agobios queriendo transformar todas las áreas de tu vida a la vez. Elije un área nada más. Y vive tu vida un pensamiento a la vez.

Disfruta del proceso, si quieres que te acompañe de forma personalizada para alcanzar tu mejor versión no dudes en contactarme en redes pues acompañado irás veloz.

Sigue ampliado tu zona confort, atrévete a más.

Agradecimientos

Agradezco en primer lugar a Dios que en su infinita misericordia me ha permitido entender verdades profundas que no estaban a simple vista de las pruebas por las que he pasado y a través de estas el a evolucionado mi mejor versión, a El sea toda la gloria.

A mi madre por inyectarme mucha mentalidad positiva desde el vientre, me saque la lotería del ovario con ella.

A mi hijo Rafael Posada por su apoyo incondicional, por ser buen hijo y por su profesionalismo en la elaboración de este libro y otros proyectos en línea. El escribió el capítulo número 11 de este libro y es muy inteligente emocional y coherente, autentico soñador y guerrero, servidor del Señor. Inspiro parte de la portada de este libro pues su sueño es ser piloto aviador en unos meses se inscribirá con la ayuda de Dios a la escuela de aviación.

A mi hijo Josué Nahúm Barrera Estrada porque con su energía y pasión por el futbol sueña con ser un futbolista profesional también inspiro la portada de este libro, y el número de capítulos del este libro. Además, con su buen feedback para que mejore en algunas áreas y ser mi inspiración para seguir tra-gozando (trabajando y gozando) Él es mi compañero en las dinámicas de los eventos presenciales y en línea.

A mi esposo Jose Nahum Barrera Monterroza por su amor incondicional el me llevo a los pies de Cristo. Agradezco su confianza, comprensión, aporte económico, acompañamiento en situaciones difíciles me ha ayudado a superar las dificultades y le agradezco por no cortarme las alas.

Agradezco a mis amigos Guillermo Ogalla y Mario Galán por esas pláticas con mucha sabiduría lo cual me han hecho conectar con otras maneras de ver la vida.

Agradezco a Editorial Caligrama por el sello de profesionalismo, paciencia, empatía y dedicación, en los detalles de Edicion de esta obra.

Te agradezco a ti querido lector por tu confianza y perseverancia al leer y entender este libro que lo he escrito con el corazón para que pueda servir para transformar vidas y cambiar creencias limitantes a creencias potenciadoras, y puedas alcanzar tu mejor versión.

Coautor

Rafael Alejandro Posada Estrada

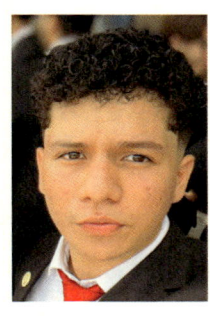

Él es un hombre joven temeroso de Dios y muy aplicado en sus estudios y proyectos. A su temprana edad es especialista autorizado para diseñar presentaciones corporativas en PowerPoint avanzado. Escritor y Estudiante de 2o año de Bachillerato del Liceo San Luis de El Salvador y además apasionado por el arte de Piloto Aviador con inicio de sus horas de vuelo desde el 25 de noviembre de 2023.